DE L'ÉTAT ACTUEL DE LA SCIENCE

DANS LE TRAITEMENT

DES

KYSTES HYDATIQUES

DU FOIE

PAR

Henri LAUNAY

DOCTEUR EN MÉDECINE DE LA FACULTÉ DE PARIS

PARIS

ALPHONSE DERENNE

52, Boulevard Saint-Michel, 52

1881

DE L'ÉTAT ACTUEL DE LA SCIENCE

DANS LE TRAITEMENT

DES

KYSTES HYDATIQUES

DU FOIE

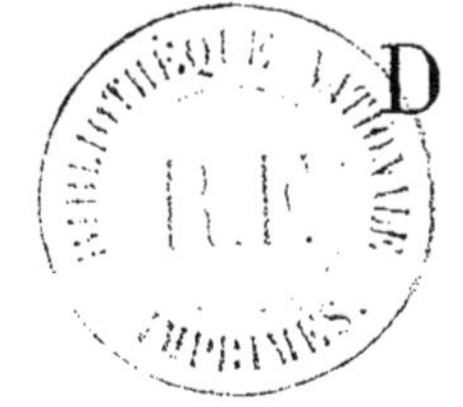

PAR

Henri LAUNAY

DOCTEUR EN MÉDECINE DE LA FACULTÉ DE PARIS

PARIS

ALPHONSE DERENNE

52, Boulevard Saint-Michel, 52

1881

A LA MÉMOIRE DE MON GRAND-PÈRE

A MA GRAND'MÈRE

A MES PARENTS

A M. VERNEUIL

MON MAITRE ET PRÉSIDENT DE THÈSE

A M. PAUL BERT

A M. MAILLÉ

Député.

DE L'ÉTAT ACTUEL DE LA SCIENCE

DANS LE TRAITEMENT

DES KYSTES HYDATIQUES DU FOIE

INTRODUCTION

Nous n'avons point l'intention de faire l'histoire des kystes hydatiques du foie ; ainsi que le comporte notre titre, nous ne nous occuperons que du traitement de cette affection.

Nous restreindrons même notre sujet au traitement chirurgical ; nous laisserons de côté tous les moyens préconisés en médecine pour déterminer la mort du parasite. C'est ainsi que nous ne discuterons pas le traitement par l'iodure de potassium, bien que M. Jaccoud (1) ait obtenu des succès à la suite de son emploi, succès qu'auraient également obtenus Hawkin et Heckford (2) en Angleterre.

Ce médicament a encore trouvé des défenseurs dans

1. Jaccoud. Cliniques de Lariboisière.

2. Heckford. (*Brit. Méd. Journ.*, septembre 1868). Cité par M. H. Rendu, dans le *Dictionnaire encyclopédique* art. *Foie*.

MM. Desnos, Fox et Long (1). Mais Murchison (2), Frérichs et Semmola (3), n'ont trouvé après son absorption, aucune trace de cette substance, dans des kystes qui furent ponctionnés. Cette question intéressante n'est pas encore élucidée.

Nous passerons également sous silence le traitement par le calomel de Baumès (4); celui de Laennec par le chlorure de sodium ; celui de Chabert par le pétrole, et l'huile empyreumatique ; ainsi que la térébenthine, le boldo (5) et la teinture de kamala vantée par Hyaltelin (6).

Une autre méthode a été expérimentée en Angleterre il y a quelques années : c'est l'électro-puncture, peut-être est-elle appelée à avoir des succès, mais nous ne l'avons point vu essayer en France.

Nous ne citons que pour mémoire le traitement par le froid prolongé. Nous voulons nous tenir strictement dans notre titre, c'est pourquoi nous passerons même sous silence un certain nombre de procédés chirurgicaux, auxquels on n'a plus recours.

1° L'incision (7), assez souvent employée, mais surtout par suite d'erreurs de diagnostic.

2° L'incision en deux temps : Méthode de Bégin.

1. Fox et Long (*Brit. Méd. Journ.* mai 1871) cités par M. H. Rendu.

2. Murchison. (*transact. of. the. Path. Soc.* XVIII, p. 125. 1868).

3. Frérichs et Semmola. (*Paris médical* août 1876) cités par M. H. Rendu.

4. Baumès. *Annales de Méd. prat.* de Montpellier.

5. Duclaux. *Des kystes hydatiques du foie.* thèse, Paris 1875.

6. Hyaltelin. *Annales de médecine navale* 12 novembre 1869.

7. M. Pajot (thèse inaugurale 1842) a relevé sept cas où cette méthode a été employée, sept fois la mort est survenue.

3° L'acupuncture de Trousseau, qui n'a été employée qu'une seule fois sans succès.

4° L'acupuncture de Cruveilhier.

5° Les cautères (1).

6° Le drainage de Chassaignac (2).

Actuellement trois méthodes de traitement sont pratiquées :

1° La ponction capillaire avec l'aspirateur.

2° La ponction avec un gros trocart, suivie d'injections désinfectantes faites au moyen d'une sonde à demeure.

3° L'opération de Récamier.

Nous avons l'intention dans ces quelques feuilles, malgré notre peu d'autorité, de démontrer l'excellence des deux premières méthodes et le peu de sûreté que trouve le chirurgien dans l'emploi de la troisième.

Nous sommes heureux en terminant cette introduction de pouvoir remercier notre maître M. Verneuil qui nous a indiqué la ligne à suivre et qui nous a permis de prendre une observation dans son service.

1. Valleix (1851 Société méd. d'observation) cité par M. Leudet, rapporte un cas où un kyste aurait diminué à la suite de l'emploi de deux cautères.

2. Nous reproduisons comme document les quelques lignes suivantes publiées dans la *Gazette médicale* de 1880 p. 426, d'après l'ouvrage Berliner Klin Wochensehr n° 7 et 8 1880. Un chirurgien de Hanovre, Lindenmana a imaginé un nouveau procédé qui consiste à inciser la paroi abdominale et le kyste en un seul temps, aprèsa voir fixé à l'aide de points de suture la tumeur et le parenchyme hépatique qui l'entoure aux lèvres. Ce procédé a été employé avec succès par Landau.

CHAPITRE I

DE LA PONCTION CAPILLAIRE

Le temps n'est plus où Lassus (1) pouvait traiter de coupables d'impéritie ceux qui cherchaient la guérison des kystes hydatiques du foie. Aujourd'hui l'expérience, la statistique, les progrès de la chirurgie, la médication antiseptique sont venus prouver à tous que si l'opérateur n'a pas entre les mains un moyen absolument sûr, il peut du moins dans la majorité des cas sauver son malade d'une mort certaine et rapide. Ne voulant étudier ici que le meilleur mode opératoire, nous nous contenterons de dire que presque tous les kystes ont une terminaison fatale dans une limite de quinze mois à quatre ans, sans en rechercher les causes. Le devoir du chirurgien est donc de ne pas rester simple spectateur en face d'une affection rapidement et presque fatalement mortelle.

Nous pensons que la question n'est pas controversée, aussi ne faisant point un mémoire nous ne la discuterons pas. Nous commencerons immédiatement l'étude du traitement par la ponction simple.

Plusieurs questions sont à considérer relativement au

1. Recherches et observations sur l'hydropisie enkystée du foie. Journal de médecine de Corvisart et Leroux, II.

but de la ponction, relativement à l'instrument dont on se sert.

C'est ainsi que la ponction a d'abord été employée comme moyen de diagnostic, ce n'est que l'expérience qui plus tard l'a fait utiliser comme moyen curatif. C'est ainsi qu'avant l'appareil Dieulafoy, avant celui de M. Potain dont le principe est le même, on se servait d'un trocart capillaire ou moyen.

Récamier le premier s'est servi de la ponction exploratrice avant de placer des caustiques, et sans les chercher, il a pu obtenir ainsi des guérisons. Depuis, le plus généralement ces deux résultats ont été poursuivis en même temps.

Avant Dieulafoy on se servait d'un trocart capillaire ou moyen, nous l'avons dit, nous n'en signalerons pas les inconvénients, tout le monde ayant reconnu l'avantage de l'appareil aspirateur.

Gubler (1) a dit : « les autres procédés, adhérences, injections, etc., deviennent inutiles dans le traitement des kystes hydatiques du foie, grâce au procédé de M. Dieulafoy on peut sans crainte et sans danger aller à la recherche des collections liquides hépatiques ». Nous sommes loin cependant d'être aussi absolu, et nous trouvons qu'il est heureux pour l'opérateur d'avoir à son service d'autres méthodes.

Dieulafoy en fut tellement partisan qu'il ne recherchait jamais la guérison par d'autres procédés. C'est ainsi qu'il

1. *Académie de médecine* 26 mai 1872.

fait jusqu'à trois cents ponctions chez le même malade (1). « On n'observe, dit-il, presque pas d'accidents après la ponction. Cependant quelquefois, et chez les femmes surtout, après la piqûre il y a des nausées, des douleurs qui vont s'irradiant dans l'abdomen et l'épaule droite. Ces symptômes qui pourraient faire craindre un début de péritonite sont sans gravité et cessent après quelques heures et sans fièvre (2). »

Quelques faits sont venus démentir son opinion, mais ils sont si rares qu'elle n'en reste pas moins vraie dans l'immense majorité des cas surtout si l'on prend les précautions dont nous parlerons tout à l'heure. Nous n'avons pas seulement à étudier ici si la ponction donne lieu à des accidents graves et même mortels, nous devons rechercher encore si dans tous les cas elle amène ou peut amener la guérison. De nombreuses observations sont là pour nous prouver qu'on ne peut compter d'une matière certaine sur la ponction simple.

Est-ce une raison pour la rejeter complètement ? Non ; car outre qu'il est prouvé qu'elle guérit souvent, qu'elle donne lieu à peu d'accidents, elle est utile à la plupart des médecins pour assurer leur diagnostic. Le plus grave reproche qu'on fait à cette méthode est d'amener la suppuration du kyste.

On a dit que toujours à la suite d'une première ponc-

1. Ce malade ne fut pas guéri, on fut obligé de le traiter par la sonde à demeure.

2. *Gazette des hôpitaux* 19 juin 1872 (Cité par Duclaux). Thèse de Paris 1875.

tion le liquide devenait louche (1). Jonassen (2) a même prétendu qu'après la première ponction l'inflammation était certaine et que le liquide était toujours purulent après la deuxième.

Cependant, nous pouvons tout d'abord en excepter les cas dans lesquels la guérison a été obtenue, et d'autres dans lesquels les faits ont prouvé le contraire. M. Degoix (3) dans sa thèse dit même que la ponction aspiratrice par elle-même ne provoque pas la suppuration, et qu'on peut la répéter plusieurs fois de suite à quelques jours d'intervalle sans que le liquide devienne louche ou purulent. Mais admettons que la purulence soit certaine si la cure radicale n'est pas obtenue, pourquoi rejeter la ponction? Tous les autres procédés ne guérissent-ils pas par la suppuration de la poche? N'est-il pas temps alors d'y recourir? Ne doit-on pas, si l'on peut, éviter au malade un traitement qui, s'il n'est pas plus dangereux, est toujours plus long? La mort, nous l'avons dit, est très rare après la ponction simple. Dans le journal *The Lancet* 1868 (4), nous trouvons 46 cas traités par la ponction simple, 36 guérisons complètes, 10 s'étant compliquées d'inflammation et de suppuration ayant nécessité une large ouverture; sur les 10 cas, il y eut 2 morts. D'autres statistiques sont moins favorables. Jonassen (5) a eu en Hollande 7 guérisons et 3 morts sur 10 opérés (Il n'y eut pas

1. Dieulafoy.
2. Jonassen cité par Jaccoud, cliniques de Lariboisière.
3. Degoix. Thèse de Paris, 1877.
4. Thèse de Magnant, 1877 (Murchison middlesex hospital).
5. Cité par Magnant. Thèse de Paris, 1877.

de péritonite parmi les 3 morts). Mais M. Boinet (1) a fait 48 ponctions sur 14 malades, pas un seul accident n'est survenu, et parmi ces malades 2 avaient déjà subi 9 à 10 ponctions.

Un autre reproche que l'on a fait à la ponction simple, c'est de ne pas mettre à l'abri de la péritonite par épanchement. Deux observations bien connues, celle de M. Moissenet (2) et celle de M. Hayem (3) sont venues donner un certain poids à ce reproche. Ces faits sont incontestables mais la péritonite est encore plus rare à la suite de ce procédé qu'après l'opération Récamier dont nous parlerons plus loin. Si nous examinons du reste les deux observations que nous venons de citer, nous voyons que dans celle de M. Moissenet l'opération fut faite avec un trocart, et qu'on ne retira pas tout le liquide, conditions des plus favorables à l'épanchement péritonéal. Nous voyons que dans celle de M. Hayem, l'opération fut faite il est vrai avec l'aspirateur mais que ce fut à la cinquième ponction (le liquide étant devenu purulent) que le malade a succombé. Quant à nous, nous croyons qu'en s'entourant de toutes les précautions que nous indiquerons bientôt, qu'en recourant à temps à un autre procédé les cas de mort seront de plus en plus rares. A l'appui de cette opinion nous allons citer quelques auteurs favorables à ce traitement.

1. Cité par M. H. Rendu. *Dictionnaire encyclopédique.*

2. *Archives de la Société de médecine* 1860-1861 Moissenet. De la ponction capillaire appliquée au traitement des kystes hydatiques du foie.

3. *Bulletin de la Société anatomique* 1875.

Hyaltelin (1) dit : « depuis vingt ans environ la ponction est devenue à peu près la méthode générale en Islande, et on peut dire que pendant cette période plus de cent opérations ont été suivies de succès. J'ai moi-même opéré environ cinquante cas et sur ce nombre quarante et un ont guéri. Mes collègues ont fait plus de cent opérations terminées par la guérison. » Hyaltelin il est vrai ne spécifie pas si dans tous les cas la ponction a été simple ou s'il a laissé une sonde à demeure ; en effet il ajoute plus loin « on fait la ponction à l'aide d'un trocart fin, s'il ne sort qu'un liquide aqueux, on retire la canule avant que l'écoulement ait entièrement cessé. Dès que la canule est dégagée des tissus, on place le doigt sur l'ouverture pour empêcher la pénétration de l'air dans la poche des hydatides, si au contraire il s'écoule du pus mélangé d'eau et si les membranes des échinocoques obstruent la canule pendant que le pus achève de s'écouler, on bouche la canule et on la laisse de vingt-quatre à quarante-huit heures environ dans la plaie etc., etc. »

En Angleterre la plupart des médecins sont partisans de ce traitement.

En Australie d'après le docteur Bird (2) de Melbourne, le traitement par la ponction est employé avec beaucoup de succès. M. Jaccoud (3) est également partisan des ponctions « sans me préoccuper, dit-il, de la question des adhérences, et sans rien faire pour en provoquer, je prati-

1. Hyaltelin. *Annales de médecine navale*, le 13 novembre 1869. Notes sur le traitement des kystes hydatiques du foie en Islande.

2. Cité par Davaine. *Traité des entozoaires et des maladies vermineuses de l'homme et des animaux domestiques.*

3. *Loc. cit.*

querai avec l'aspirateur de mon ami Dieulafoy, une ponction pour laquelle j'emploierai l'aiguille fine, ce n'est point une ponction exploratrice que j'entends faire, c'est une ponction évacuante par laquelle je me propose de vider le kyste aussi complètement que possible; dès que cette évacuation sera effectuée, je prendrai pour prévenir le développement d'une péritonite l'ensemble des mesures que voici, etc., etc. »

Plus loin il ajoute que si les ponctions capillaires ont eu quelques cas malheureux, c'est parce qu'on n'avait pas pris au préalable les précautions qu'il recommande (nous les reproduirons), et parce qu'on avait attendu le développement des accidents graves pour les combattre et il affirme que dans tous les cas où l'on prendra ces précautions on réussira. Deux opérations faites par lui ont été suivies de succès.

Nous pouvons encore citer l'opinion de M. Blachez (1). « Nous pensons, dit-il, que la ponction capillaire est un des moyens les moins offensifs que l'on puisse employer pour la cure des kystes du foie ; et il est prouvé par de nombreux exemples que la ponction a pu dans certains cas suffire à une guérison radicale. On doit donc s'y tenir, tant que des indications nouvelles ne viennent pas imposer un autre mode de traitement, alors surtout qu'elle suffit à évacuer complètement la cavité du kyste. »

Si nous voulions citer tous les médecins partisans de la ponction capillaire, nous n'aurions qu'à énumérer tous

1. Blachez : *Traitement des kystes hydatiques du foie*. Communications faites à la *Société médicale des hôpitaux* dans les séances des 28 février et 26 juin 1868.

ceux qui ont obtenu des succès par cette méthode. Nous nous contenterons d'indiquer un certain nombre d'observations. Aujourd'hui les cas de guérison par la ponction simple et unique ne se comptent plus. Les exemples de cure radicale par le procédé imparfait du trocart capillaire ne sont même pas rares. Nous pouvons citer, comme ayant obtenu des succès par la ponction : Récamier, Dieulafoy, Hyaltelin, Aran, Bird, Gubler, MM. Boinet, Frérichs, Heurtaux, Jaccoud, Lancereaux, Moutard-Martin (1).

Puisque nous parlons des accidents de la ponction sim-

1. Voici l'énumération d'un certain nombre d'observations dans lesquelles la guérison a été obtenue après une seule ponction. Observations tirées de l'ouvrage de M. Davaine.

(*Traité des entozoaires et des maladies vermineuses de l'homme et des animaux domestiques*.

1° Récamier (*Revue médicale*, 1825, t. I, p. 28) ponction faite avec un trocart.

2° Hawkins et Brodie (*méd. chir.*, trans. XVIII, p. 118) ponction faite avec un trocart.

3° Hawkins et Brodie (*méd. chir.*, trans. XVIII, p. 119) ponction faite avec un trocart.

4° Robert (*Société de chirurgie*, 18 mars 1857) (*Gazette des hôpitaux*, 1857, p. 147) ponction faite avec un trocart.

5° Robert (même journal) ponction faite avec un trocart.

6° Boinet (*Traitement des tumeurs hydatiques du foie par les ponctions capillaires, et par les ponctions suivies d'injections iodées*. Paris, 1859. Obs. V, p. 13, et *Revue de thérapeutique médico-chirurgicale*, 1859) ponction faite avec un trocart.

7° Boinet (même ouvrage, Obs. VI, p. 14) ponction faite avec un trocart.

8° Demarquay (cité par Boinet, p. 30) ponction faite avec un trocart.

9° Desprez (*Bulletin médical de l'Aisne*, Laon, 1869, p. 129) ponction faite avec un trocart.

ple, nous devons signaler l'urticaire accident fréquent mais

10° Frérichs (*Wiegman's Arch. f. Naturges chischte*, Obs. LXXXVII) ponction avec un trocart.

11° W. Travers Cox (*the med. chir.* Review et *gazette médicale* de Paris, 1838. T. VI, p. 741). Ponction faite avec un trocart.

Observations tirées de la thèse de M. Magnant, 1877.

12° Chassaignac (*Bulletin de chirurgie*) ponction faite avec un trocart.

13° Gosselin (*cliniques de la Charité*), ponction faite avec un trocart.

14° Hulke (British, *Médical journal*, 1870), ponction faite avec un trocart.

15° Moutard-Martin (*Union médicale*), ponction faite avec un trocart.

16° Jonassen (*échinokokvalster og dense Behandling. Sn. Ugeskr. fŏr Lüger*, X, 1870. Ponction avec un trocart.

17° Jonassen (même ouvrage), ponction faite avec un trocart.

18° Duffin (*Hidat. tumour of the liver treated by simple puncture*) (*the Lancet*, 1869). Ponction faite avec le grand trocart explorateur.

19° Austic (*the Lancet*, 1870), ponction faite avec un trocart.

20° Laveran (*France médicale*, avril 1876). Ponction faite avec un trocart.

21° Moutard-Martin (*Société médicale des hôpitaux*, 14 avril 1876). Ponction faite avec un trocart.

22° Un cas cité par M. Paul (Marius) thèse inaugurale 1866, d'après la *Gazette des hôpitaux* 1864, p. 135.

23°-24° Simpson, Two cases of hydatid cyst in the liver succes fully treated by the puncture (*Brit. méd*, journ. 1870).

Nous citons encore quelques guérisons obtenues au moyen de l'aspiration.

25° Mesnet, appareil Potain, sans injection, cité par M. Magnant (Thèse inaugurale, 1877).

26° Dumont Pallier (*Société médicale des hôpitaux*, 28 octobre 1874).

27° et 28° Jaccoud, deux guérisons (cliniques de Lariboisière).

sans gravité. M. Feytaud (1) en a réuni 14 cas. La pathogénie en est peu connue, on l'a attribuée à la pénétration de quelques gouttes de liquide dans le péritoine. Nous ne croyons pas que maintenant la question du traitement par la ponction capillaire soit bien controversée ; presque tous les médecins ont d'abord recours à la ponction, ne serait-ce dans beaucoup de cas, que pour assurer leur diagnostic.

Il est en effet certain qu'elle est bénigne, peu douloureuse, peu difficile à faire, qu'elle n'effraie pas le médecin qui n'a pas l'habitude des opérations, qu'elle n'effraie pas la famille des malades, et enfin, ce qui fait sa supériorité, qu'elle guérit souvent et n'empêche pas de recourir ensuite à une autre méthode ; ce qui est plus discuté, c'est de savoir

29° et 30° Lancereaux, deux guérisons (*Union médicale*, 8 octobre.

31° et 32° Deux guérisons, Gérin Roze (*Société médicale des hôpitaux*, 1875, cité par Magnant).

33° Dieulafoy. *Du traitement et du diagnostic des kystes hydatiques du foie par la ponction et l'aspiration.*

34° Bucquoy (*France médicale* 1875, n° 67).

35° Constantin Paul (*Soc. de thérapeutique* 5 juin 1872) cité par Davaine.

36° Docteur Charles (*Gaz. des hôpitaux* p. 300 , Paris 1876) cité par Davaine.

37° Docteur Bussard (*Recueil de méd. vété.*, p. 1176, Paris 1876) cité par Davaine.

38° Gubler (*Soc. de thérapeutique*, 25 juin 1874 cité par Duclaux).

39° Bertrand (*Gaz. des hôpitaux* n° 93, p. 740, 1875.

40° Ferrand. (*Soc. des hôpitaux* 30 juillet 1874) cité par Duclaux.

41° Dolbeau. (*Soc. des hôpitaux*, 5 mars 1873, d'après M. Chairon (de Rueil) cité par Duclaux.

1. Thèse inaugurale, 1875.

s'il faut se contenter d'une seule ponction, ou bien s'il faut en faire plusieurs ; s'il faut vider le kyste entièrement, et enfin, quel est le procédé auquel on doit avoir recours si la ponction échoue.

Avant de nous occuper de ces questions, nous allons parler des précautions dont on doit s'entourer quand on veut opérer une collection liquide hépatique par la ponction capillaire. Nous commencerons par citer M. Blachez (1) « nous ne croyons pas, dit-il, qu'un seul fait (cas de M. Moissenet) puisse discréditer une opération fort innocente. Nous devons toutefois en retenir cet enseignement pratique : que la ponction capillaire doit être faite avec certaines précautions, dont la principale nous paraît être de laisser s'écouler le liquide complètement et jusqu'à la dernière goutte, et d'appuyer fortement sur la paroi abdominale avant de retirer le trocart ; ce qu'il faut éviter en effet, c'est la pénétration du liquide kystique dans la cavité péritonéale, et il est évident qu'on s'expose à cet accident si le trocart est retiré alors que le kyste encore plein conserve une élasticité suffisante, pour chasser au dehors une partie de son contenu. »

M. Boinet (2) qui s'est tant occupé des kystes du foie recommande de suivre les règles suivantes : « Le médecin doit se placer du côté droit du malade, lequel est couché horizontalement sur le dos. De la main gauche il maintient la tumeur, de manière à la faire saillir au point où la vous-

1. Blachez (*Traitement des kystes hydatiques du foie*. Communication faite à la *Société médicale des hôpitaux* dans les séances des 28 février et 26 juin 1868).

2. Cité par M. H. Rendu, *loc. cit.*

sure et la fluctuation sont les plus nettes, puis à ce niveau, il enfonce de la main droite le trocart perpendiculairement à la paroi abdominale, jusqu'à ce qu'il sente qu'il a pénétré dans une cavité libre. Cela fait, il retire la tige du trocart en laissant la canule en place, et laisse couler le liquide sans provoquer la moindre pression sur la région du foie. Lorsque tout le contenu du kyste semble être absorbé, il enlève brusquement la canule en ayant soin de comprimer fortement avec les doigts la paroi abdominale, de manière à l'appliquer contre la surface de la tumeur, et à éviter l'écoulement de quelques gouttes de liquide dans le péritoine. »

Voici enfin les recommandations de M. Jaccoud (1). « Je prendrai, dit-il, pour prévenir le développement d'une péritonite, l'ensemble des mesures que voici : le malade restera couché dans le décubitus dorsal pendant trois jours : durant ce temps je ferai faire des applications permanentes de glace sur la région du foie, et toute la partie sus-ombilicale droite de l'abdomen ; en outre on exercera au moyen d'un large bandage de corps une légère compression autant du moins qu'il sera possible de le faire sans gêner l'application de la glace qui est ici l'agent principal, ne l'oubliez pas. Si aucune douleur ne survient dans les quarante-huit heures qui suivront l'opération, je n'aurai recours à aucun autre moyen ; si au contraire des douleurs apparaissaient soit dans l'abdomen, soit vers l'épaule droite, je ferai pratiquer aussitôt des injections sous-cutanées de morphine à haute dose. »

1. Cliniques de Lariboisière.

M. Verneuil prend les mêmes précautions pour retirer la canule, il ferme la petite plaie avec de la baudruche et du collodion, il immobilise la région hépatique au moyen d'un bandage de corps et il donne l'opium.

Tous les praticiens sont donc d'accord pour recommander l'immobilité absolue, c'est en effet, comme l'a dit M. Rendu (1), « la condition *sine qua non* »; et ici nous reconnaissons que l'opium peut rendre de grands services, non pas précisément pour prévenir une péritonite, mais comme agent immobilisateur. Nous voyons encore l'accord sur la manière de retirer la canule. En outre, de ces points principaux, M. Boinet (2) recommande d'exercer une certaine compression sur l'endroit de la piqûre avec des compresses graduées ou de la ouate.

A la suite de cette opération, au bout de trois ou quatre jours, M. Jaccoud (3) donne de l'iodure de potassium à ses malades.

M. Rendu (4) recommande de plus le bandage de corps avant l'opération ; enfin M. Jaccoud conseille l'emploi des injections sous-cutanées de morphine dès qu'il y a douleur, et de la glace comme moyen préventif de la péritonite.

Nous ne savons trop si ce dernier moyen est bien efficace. Quant à nous, nous conseillerons en outre de bien s'assurer de l'état de propreté des instruments dont on doit se servir ; nous savons maintenant qu'il suffit d'une canule mal nettoyée pour amener des suppurations quelquefois

1. *Loc. cit.*
2. Cité par M. Rendu, *loc. cit.*
3. *Loc. cit.*
4. *Loc. cit.*

mortelles ; nous recommandons donc de passer l'aiguille à la lampe et de la laver avec une solution phéniquée au moment de s'en servir. Un seul point a été discuté, celui de savoir si on doit vider complètement le sac hydatique. On a soutenu qu'il valait mieux laisser du liquide dans la poche. Murchison (1) et Duffin (2) ont été les plus ardents défenseurs de cette opinion. Simpson (3) a suivi leurs préceptes, ainsi que Hyaltelin (4), en Islande. Ces auteurs ont appuyé leur pratique sur deux raisons. Pour eux, le liquide des kystes hydatiques s'écoulant graduellement dans le péritoine est innocent, et secondement le liquide peut se reproduire, comme dans certaines pleurésies, si on l'évacue entièrement. La sérosité kystique est-elle aussi inoffensive que ces médecins le prétendent ? Des faits sont là pour démontrer le contraire, faits dont le plus connu est celui de M. Moissenet. On a bien à tort reproché ce résultat malheureux à la ponction. M. Moissenet avait opéré avec un trocart et n'avait pas complètement vidé la poche, ce furent les causes de son insuccès. Ici l'ouverture faite avec le trocart était plus grande que celles faites par les aiguilles Dieulafoy, la poche revenant sur elle-même a pu chasser facilement quelques gouttes de liquide dans la cavité péritonale.

Comme cas exceptionnel nous devons signaler le fait cité par M. William Gull d'un malade atteint d'un kyste du

1. *Leçons cliniques sur les maladies du foie.*
2. Cité par M. H. Rendu, *loc. cit.*
3. Two cases of hydat. cyst. in the liver succesfully treated by puncture (*Brit. med. journ.* 1870).
4. Hyaltelin. *Loc. cit.*

foie, qui éprouva dans l'abdomen une douleur subite, vit sa tumeur s'affaisser et disparaître complètement (1).

M. Jaccoud (2) a raison de dire : « qu'on ne pourrait mieux faire pour amener le développement d'une péritonite secondaire qu'en prenant cette soi-disant précaution. » En effet certains kystes ont des parois rétractiles, cette propriété est mise en jeu précisément par la ponction et si petite que soit l'ouverture, la poche pressant le liquide contre elle, peut le faire filtrer dans le péritoine. Dans le cas contraire si l'on vide complètement le sac, la piqûre capillaire a le temps de se refermer avant la reproduction de la sérosité. C'est peut-être le plus grand avantage de l'appareil Dieulafoy, de pouvoir par l'aspiration retirer tout le liquide. Et si nous admettons que la sérosité des tumeurs hydatiques soit sans influence sur le péritoine, qui nous dira si elle est absolument pure ? N'est-elle pas souvent mêlée à du sang, du pus, de la bile ? Dira-t-on que le pus et la bile ne développent pas de péritonite ? Non. On s'expose donc alors dans un but théorique à la mort de son malade. Nous disons, but théorique, car il est impossible d'assimiler une tumeur formée par les échinocoques à une pleurésie. Pouvons-nous comparer un produit parasitaire à l'inflammation d'une séreuse ? Lorsqu'on traite le kyste par la ponction on se propose de tuer l'hydatide en lui retirant les moyens de vivre. Il est donc tout à fait irrationnel de lui conserver des moyens d'existence. Aussi nous sommes d'avis avec tous les médecins français d'extraire tout le liquide. C'est pourquoi nous

1. Davaine. *Loc. cit.*

2. Jaccoud. *loc. cit.*

n'avons fait que signaler la ponction dite exploratrice car jamais elle ne doit être seulement exploratrice, elle doit toujours être complète (Boucher (1), Boinet (2)).

Nous résumerons ainsi les règles à suivre.

Avant l'opération.

S'assurer de la propreté de l'instrument.

Placer un bandage de corps sous le malade.

Pendant l'opération.

Éviter tout mouvement au malade.

Ne pratiquer aucune pression ni percussion pour s'assurer de l'état de la tumeur.

Retirer brusquement l'aiguille en appuyant fortement sur la paroi abdominale.

Continuer cette pression pendant un certain temps.

Après l'opération.

Fermer la plaie avec de la baudruche et du collodion.

Serrer assez fortement le bandage de corps, et même exercer sur l'endroit de la piqûre une certaine compression avec de la ouate.

Recommander l'immobilité absolue.

Donner l'opium.

Nous venons de voir que la ponction est une opération

1. Boucher (*Gaz. médic.* 1865).
2. Boinet (*Société de chirurgie,* 6 novembre 1851).

qui, le plus souvent, amène d'une manière à peu près inoffensive la guérison.

Cependant il n'en est pas toujours ainsi, aussi a-t-on fait quelques objections à cette méthode.

On a dit, notamment M. Boinet (1), qu'il était nécessaire, pour que la ponction soit couronnée de succès que l'hydatide soit unique.

M. Desnos (2) a répondu à cette objection :

« Pour lui, la règle est que les hydatides contenues dans la poche meurent quand il y a suppuration, que même la suppuration n'est pas nécessaire, qu'elles peuvent mourir sans causes appréciables, et qu'une des plus puissantes de ces causes est la soustraction de la sérosité. »

On a encore dit que, si le liquide était purulent, la ponction était inutile.

Quelques guérisons obtenues par M. Dieulafoy ont prouvé qu'il n'en était pas toujours ainsi.

Cependant nous croyons qu'il vaut mieux, dans ce cas, recourir à une autre méthode. Mais le fait de la purulence d'emblée est exceptionnel, et on n'en a la certitude qu'après la ponction ; il est temps alors d'employer un autre procédé. Nous voyons encore comme objection la viscosité du liquide kystique, voici ce que répond M. H. Rendu (3) : « Cette objection est plus spécieuse que réelle ; en effet, à part le cas où des substances solides et des fragments d'hydatides viennent obstruer la canule, l'état plus ou moins visqueux du liquide n'offre qu'une médiocre importance. Le vide

1. Soc. chirurg., 1873, cité par M. H. Rendu.
2. *Bulletin de thérapeutique*, 1875.
3. *Loc. cit.*

produit par l'aspiration, triomphe aisément de la viscosité du liquide, malgré la petitesse du conduit d'écoulement. D'ailleurs, il est rare que le contenu du kyste hydatique offre cette apparence. »

Nous sommes de cet avis ; mais si nous cherchons les causes des insuccès nous dirons qu'elles résident d'abord dans l'absence de précautions, puis nous énumérerons, comme circonstances défavorables la multiplicité des hydatides, l'état de la poche qui peut ne plus être rétractile, et enfin la constitution du malade qui peut aussi bien influer sur cette opération que sur les autres. Certains tempéraments ne sont-ils pas prédisposés d'une manière spéciale à la suppuration ? Une autre question à résoudre est celle de savoir si l'on doit borner le traitement par la ponction à une seule, ou si l'on doit rechercher la guérison par des ponctions successives.

Jobert en 1839 inaugura la méthode des ponctions successives. Elle trouva un ardent défenseur dans Dieulafoy. C'est à lui qu'on doit les principales observations de guérison par ce procédé. Pour lui aucune contre indication n'existait à ce traitement nous avons dit qu'il avait fait jusqu'à trois cents ponctions sur le même malade. Et récemment M. Degoix que nous avons déjà cité, a dit, qu'en cas de purulence du liquide, la répétition des ponctions n'exposait pas à des dangers sérieux et qu'elle amenait fréquemment la rétraction de la poche purulente.

Parmi les adversaires des ponctions successives, nous trouvons M. Dujardin-Beaumetz (1) qui condamne énergi-

1. *Bulletin de thérapeutique*, 1873.

quement la méthode aspiratrice dès que la purulence s'établit, « car aussi forte que soit l'aspiration, la canule est complètement insuffisante, lorsqu'il sagit d'aspirer des débris d'hydatides assez volumineux ou des cristaux de cholestérine comme il s'en trouve dans ces tumeurs. L'infection survient alors, et la mort arrive dans un délai plus ou moins court. »

Demarquay (1) n'est pas non plus partisan des ponctions successives; la raison en est que l'affection putride s'établit rapidement. Il dit, en effet, « lorsque les hydatides restent dans la cavité kystique après la ponction capillaire suivie d'aspiration, les membranes se détachent souvent des parois du kyste, peut-être par suite de la rétraction de celles-ci, et par un mécanisme analogue à celui qui provoque le décollement du placenta. Il arrive alors ce qui arrive pendant la grossesse, lorsqu'une main imprudente ou coupable vient à percer la poche des eaux. Le fœtus ne tarde pas à succomber, et cet organisme détruit se putréfie et empoisonne l'organisme vivant qui le contient. De même, après la ponction capillaire, les échinocoques succombent, et agissant à la manière de corps étrangers irritent les parois du kyste qui s'enflamment et suppurent.

M. Labbé ne veut qu'une seule ponction, voici les raisons qu'il en donne :

« On s'expose, dit-il, à laisser dans le foie, une membrane épaisse qui peut quelquefois se résorber ou s'enkyster, mais le plus souvent reste comme un corps étranger et peut

1. Demarquay, *Gaz. des hôpitaux*, 1873.

provoquer des accidents (1). » Ce fait peut être vrai mais nous n'en connaissons pas d'exemples.

Nous voyons donc une grande divergence entre les opinions. Quant à nous, nous croyons qu'il faut rester dans un juste milieu, que le chirurgien est en droit de chercher la guérison par les ponctions successives jusqu'à ce qu'il juge cette opération inutile, mais il ne faut pas, de parti pris, n'employer que cette opération. Pour nous, nous estimons que si la suppuration survient on doit recourir à une autre méthode.

Dans ces circonstances, en effet par la ponction simple, la guérison n'est pas sûre, elle est toujours longue, et elle expose le malade à une résorption putride, et à une altération irréparable du foie.

Dans ces conditions, cette opération a perdu toute sa valeur, et puisque nous possédons un autre procédé aussi avantageux, nous pensons qu'on doit y avoir recours.

Comme on le voit nous ne rejetons pas la méthode des ponctions successives. Nous citons même des cas où elle a été suivie de succès (2).

1. Cité par Magnant (*loc. cit.*).

2. Nous énumérons quelques cas de guérisons obtenues par les ponctions successives.

1° Dieulafoy (*Gaz. des hôpitaux*, juin 1872), trois aspirations (cité par Duclaux).

2° Moutard-Martin (*Société des hôpitaux*, 30 juillet 1873), deux ponctions (cité par Duclaux).

3° Monod (*Gaz. hebdomadaire de médecine et de chirurgie*, 19 juillet 1872) (cité par Duclaux), trois aspirations.

4° Matice (*Gaz. des hôpitaux*, juin 1872), deux ponctions, liquide purulent (cité par Duclaux).

Nous avons vu notamment dans le service de M. Verneuil une malade guérie à la suite de ponctions réitérées qui avaient donné issue à cinq litres de liquide. Deux ans après, cette malade se portait parfaitement. Nous voulons seulement limiter l'emploi de cette opération, mais il n'y a rien de fixe, et c'est plutôt ici l'expérience du chirurgien qui doit le guider. C'est l'avis de M. Rendu (1) : « En thérapeutique, dit-il, il faut se garder de raisonner de parti pris et de formuler des conclusions absolues. »

Puisque les faits de guérison par les ponctions capillaires répétées sont déjà nombreux, on ne saurait évidemment incriminer la méthode.

Le tout est de s'arrêter à temps quand elle est inefficace et dangereuse. Et comme nous ne saurions mieux dire, nous emprunterons encore à l'ouvrage de M. H. Rendu (2) les règles qu'il donne à suivre.

« Or, il existe un critérium infaillible pour s'en assurer (si la ponction est inefficace et dangereuse), c'est de con-

5° Dieulafoy (même journal même date) (cité par Duclaux), sept aspirations, liquide purulent.

6° Babington et Cok (*Médi.* tim. 185, p. 238).

7° Lenoir (Société de chirurgie), dix ponctions.

8° Bernutz (Thèse de Cadet de Gassicourt).

9° Legroux (Mémoire de M. Moissenet).

10° Vigla (*Idem*).

11° Brodie (Cit. de Budd, *Diseases of the liver*, p. 451, 1851).

12° Dumont Pallier (Cité par Davaine), deux ponctions avec trocart.

13° Legroux (Thèse inaugurale de Feytaud. Paris, 1875).

1. *Loc. cit.*

2. *Loc. cit.*

sulter l'apparence du pus et les phénomènes généraux que présente le malade.

Dès que l'on voit la suppuration devenir fétide et sanieuse, on est en droit d'affirmer qu'il existe des symptômes de putridité et que les hydatides se décomposent dans le kyste. L'altération de la santé marche de pair chez le malade. Dans ce cas, l'hésitation n'est plus possible, et il faut recourir aux méthodes qui ouvrent largement la tumeur et permettent l'évacuation des détritus solides dont elle est encombrée. Nous allons même plus loin, et s'il nous était permis d'avancer une opinion personnelle, nous dirions qu'il est trop tard de se décider seulement alors. Nous adopterions volontiers un moyen mixte qui consisterait à faire une ou deux ponctions successives une fois le liquide kystique devenu purulent, puis, s'il se reproduisait sans diminution de quantité appréciable, nous aurions recours d'emblée à une des méthodes radicales qu'il nous reste à décrire avant d'attendre les symptômes de putridité. » Maintenant il nous reste à dire quelques mots des ponctions suivies d'injections, nous voulons parler des injections faites à la suite des ponctions capillaires dans le but de tuer les hydatides.

Nous ne sommes pas partisan de ce mode de traitement. Pour nous, le reproche le plus sérieux qu'on puisse lui faire, c'est d'augmenter de beaucoup les chances de péritonite puisqu'on injecte et on laisse dans la poche un liquide irritant. Si du moins on était sûr d'obtenir une guérison, mais il n'en est rien.

Les expériences ont porté sur la bile, l'alcool, l'extrait mou de fougère, la teinture d'iode. On avait remarqué que le mélange de la bile et de la sérosité hydatique avait pour conséquence la mort des hydatides, aussi Cadet de Gassicourt et Dolbeau (1) proposèrent l'injection de ce liquide dans le sac.

M. Voisin (2) l'a employé sans succès.

Nous connaissons deux cas d'injections d'alcool. Celui de M. le docteur Richard (3). La tumeur se reproduisit plusieurs fois, mais au bout de trois mois elle ne reparut plus, et la malade fut considérée comme guérie. Et celui de M. Bucquoy (4). Le malade est mort (nous aurons occasion de revenir sur cette observation).

Nous citerons également un cas de guérison par l'extrait mou de fougère mélangé à de la potasse.

M. F. Pawy (5) a obtenu ce résultat en vingt-cinq jours mais ce cas ne suffit pas pour apprécier l'efficacité de cette substance, et ne détruit pas les objections que nous faisons à la méthode générale des injections.

La teinture d'iode a été employée par Aran, dans deux cas considérés comme des succès. Cependant le foie n'était pas revenu à son état normal, et faisait toujours saillie, l'amélioration de la santé générale seulement avait fait conclure à une guérison radicale.

M. Boinet s'est beaucup servi de la teinture d'iode et il en a obtenu de bons résultats. Mais il a modifié l'opération

1. M. Dolbeau (Thèse de Paris 1856).

2. M. Voisin (*Bull. soc. anat.* 1857).

3. M. Richard (*Bull. gén. de thérapeutique* XLVIII p. 414. 1855) Cité par Paul (Marius) thèse inaug. (1866).

4. M. Bucquoy (*France médicale* 1875 n° 60).

5. The Lancet (septembre 1866 cité par Duclaux *Loc. cit.*).

en ce sens, qu'il ne laisse la teinture d'iode qu'une dizaine de minutes, et qu'il la retire après.

Nous ne nous occuperons pas plus longtemps de cette méthode, si nous la signalons c'est pour la rejeter, car, ainsi que nous l'avons dit, nous la considérons comme dangereuse, et si elle a réussi c'est grâce à l'habileté des opérateurs.

Pour nous ce ne serait pas sans effroi que nous injecterions dans un kyste entouré du péritoine, des liquides aussi irritants que la teinture d'iode et la bile. D'ailleurs ces injections sont bien souvent inutiles, car l'extraction seule de la sérosité suffit dans la majorité des cas pour amener la mort des hydatides.

Les faits viennent corroborer notre opinion, et si la mort n'est pas toujours le résultat de cette pratique, des accidents graves en sont souvent la conséquence. Nous pouvons mentionner comme exemple le cas cité par M. H. Rendu (1) d'après Schrotter. Pendant trois jours le malade présenta tous les symptômes d'une péritonite.

Nous venons d'examiner la méthode de la ponction capillaire.

Nous avons dit et nous répétons avec M. Bucquoy (2). « Les ponctions capillaires doivent toujours être employées au début du traitement. »

Mais c'est ici que se présente à résoudre la question la plus controversée, celle de savoir à quel procédé opératoire il faut avoir recours, lorsque la ponction n'est pas suivie de succès.

1. M. H. Rendu : *loc. cit.*
2. Bucquoy. *France médicale*, 1875, p. 571.

Deux méthodes sont en présence :

1° La ponction avec un gros trocart et une sonde à demeure ;

2° L'ouverture par les caustiques.

Chacune de ces opérations fera le sujet d'un chapitre, mais nous avouons de suite notre préférence pour la première.

En terminant cette partie de notre travail, nous ferons remarquer, qu'après la première ponction, on ne doit pas recourir trop vite, soit à une autre ponction, soit à une autre méthode, car on a vu des cas où le liquide ne s'est reproduit que momentanément pour disparaître quelque temps après, la guérison étant obtenue.

Elder (1) a cité des faits de ce genre.

Voici l'explication donnée par M. H. Rendu : « Il se ferait dans ces cas une inflammation exsudative de la paroi du kyste, dont le résultat est de tuer les hydatides : les phénomènes phlegmasiques une fois dissipés, la tumeur s'affaisse progressivement. »

1. Elder. *Brit. Med. Journ.* Sept. 1872 (cité par M. H. Rendu). *Loc. cit.*

CHAPITRE II

DE LA PONCTION AVEC UN GROS TROCART ET UNE SONDE A DEMEURE

Nous allons consacrer cette partie de notre travail à l'exposition de la méthode opératoire qui, grâce aux modifications apportées par notre maître M. Verneuil, l'emporte, à notre avis, de beaucoup sur l'opération de Récamier. Nous n'avons plus à discuter le traitement par la ponction capillaire, mais comme un des médecins les plus distingués des hôpitaux a cru devoir rejeter complètement ce mode de traitement, comme il n'admet qu'une seule méthode, celle qui fait l'objet de ce chapitre ; et bien que nous ayions déjà fait connaître notre pensée, bien que nous nous soyions déjà déclaré partisan de la ponction capillaire employée tout d'abord non-seulement pour assurer le diagnostic, mais encore pour obtenir une cure radicale, nous ne laisserons pas passer l'opinion d'un maître sans essayer de réfuter ce qui n'est pas, pour nous, le moyen le plus favorable de donner au malade toutes les chances de guérison.

M. Gallard, dans ses cliniques de la Pitié, après avoir rejeté le traitement de Récamier dont il avait éprouvé les inconvénients, reproche surtout à la ponction capillaire de ne pouvoir laisser passer les débris d'hydatides, et de mettre trop souvent l'opérateur dans l'obligation d'employer un trocart d'un plus gros calibre.

« On se demande dès lors, dit M. Gallard, quel inconvénient il y aurait eu pour lui (cas de Owen Rees qui, après une ponction capillaire, s'était servi d'un gros trocart) à employer un trocart de gros calibre dès le début. J'avoue que pour mon compte je vois bien les avantages qu'il aurait pu en retirer, mais je cherche en vain les inconvénients. Il est bien certain qu'avec un trocart de gros calibre, on ne se prive d'aucun des avantages de l'aspiration et que l'on a la ressource de pouvoir extraire par la canule des débris d'hydatides encore assez volumineux. Il est clair que l'existence du kyste étant admise, il sera parfaitement indifférent pour le malade qu'on le ponctionne avec un gros trocart ou un petit, la piqûre ne sera pas plus douloureuse dans un cas que dans l'autre, et plus sera grand le diamètre de la canule, plus rapide sera l'écoulement du liquide, ce qui abrégera d'autant la durée de l'aspiration pendant le cours de laquelle le malade est toujours dans un état d'inquiétude et d'appréhension qu'il n'y a aucun avantage à prolonger. Reste la question de savoir si, au cas où on aurait fait une erreur de diagnostic, et où, croyant entrer dans une collection liquide, on pénétrerait dans une tumeur solide ou même en plein tissu hépatique, l'emploi d'un trocart un peu volumineux ne pourrait déterminer d'accidents. Eh bien ! même dans ce cas je soutiens que la piqûre faite avec un trocart ordinaire n'aurait pas plus d'inconvénients que la piqûre du trocart capillaire. Elles seraient l'une et l'autre d'une cicatrisation également facile et n'exposeraient pas plus l'une que l'autre, ni aux hémorrhagies, ni aux inflammations péritonéales. »

Les raisons que donne M. Gallard ne nous semblent pas

devoir faire rejeter la ponction capillaire au début du traitement, et cependant nous sommes absolument partisan de l'opération qu'il admet comme supérieure. Nous ne voulons pas dire qu'employés dès le commencement le gros trocart et la sonde à demeure ne puissent donner des guérisons heureuses, loin de là. Nous croyons absolument à son innocuité dans la grande majorité des cas, nous croyons que là où la ponction capillaire échoue, c'est à cette méthode que l'on doit recourir, mais nous sommes tout aussi persuadé de l'innocuité de la ponction capillaire et de son efficacité.

Nous ne sommes nullement de l'avis de M. Gallard, quand il dit qu'avec un gros trocart on ne se prive d'aucun des avantages de l'aspiration, car c'est précisément la petitesse de l'aiguille qui constitue l'avantage de ce procédé. Nous reviendrions ainsi aux méthodes primitives alors que M. Dieulafoy n'avait point fait don à la thérapeutique chirurgicale de son admirable instrument.

Deux alternatives se présentent ici : ou l'on fait une ponction simple, ou l'on fait une ponction avec ouverture permanente. Dans le premier cas, il n'est pas discutable que l'aiguille Dieulafoy est préférable, elle évite autant qu'il est possible les chances de suppuration et d'écoulement de liquide dans le péritoine. Dans le second cas, si on emploie ce procédé d'emblée, on prive (comme nous l'avons dit) le malade d'une chance de guérison plus rapide, obtenue sans la suppuration qui affaiblit toujours les malades et les met, comme on en voit trop d'exemples, dans le meilleur état de réceptivité pour toutes les affections. Car, malgré les faits cités par M. Gallard, malgré notre croyance en ce procédé, nous affirmons que tous les moyens, en dehors de la ponction capillaire, amènent une suppuration de la poche qui ne peut se tarir (à moins de petitesse excessive du sac) que dans une période de six semaines à deux mois. M. Gallard reproche à la ponction capillaire de ne pas enlever les débris d'hydatides ; ceci est parfaitement vrai, mais même dans ces cas la guérison peut être obtenue, puisque les hydatides sont fort souvent atteintes dans leur existence rien que par la soustraction de la sérosité.

M. Gallard a voulu faire admettre un traitement unique pour les abcès du foie et pour les kystes, nous croyons qu'il y a une grande différence, et nous pouvons répéter ce que nous disions précédemment : en cas de suppuration certaine (abcès ou kyste), nous aurions recours immédiatement à un gros trocart, mais la purulence d'emblée est l'exception.

Nous ne sommes pas non plus de l'avis de M. Gallard, quand il dit que dans le cas de tumeur solide un gros trocart n'est pas plus préjudiciable au malade qu'une aiguille capillaire. Nous avons vu des cas où la marche de tumeurs malignes acquiert une telle rapidité d'une intervention malheureuse qu'on doit, surtout quand ces tumeurs se trouvent, comme celles du foie, en dehors de la sphère chirurgicale, user des plus grandes précautions.

Malgré tout ce que nous avons dit dans notre premier chapitre, nous avons insisté sur l'opinion de M. Gallard, parce que nous sommes en communion d'idées pour tout ce qu'il reproche au traitement de Récamier et pour tout ce qu'il dit du traitement dont nous allons parler, si l'on en excepte les points que nous venons de discuter.

C'est Jobert qui, en 1836, a inauguré le traitement de la ponction faite avec un gros trocart qu'il remplaçait par une sonde en gomme élastique. La première fois cependant qu'il employa ce procédé, il commença par faire une application de potasse caustique qui dura vingt-quatre heures. Plus tard, il supprima le caustique. Reconnaissant les inconvénients de la méthode de Récamier, bien qu'il en acceptât le principe, il avait voulu obtenir des adhérences par un autre procédé. L'expérience a montré qu'il ne s'était pas trompé et qu'une sonde à demeure produisait d'aussi solides adhérences que les caustiques.

Depuis, un grand nombre de chirurgiens l'ont suivi dans cette voie et ont apporté des perfectionnements à sa manière d'opérer. Quelques années plus tard, Dolbeau reconnaît la supériorité de cette méthode que M. Boinet a depuis employée avec succès. Aujourd'hui, MM. Gallard et Labbé lui donne la préférence et M. Verneuil n'en emploie pas d'autre quand il a reconnu l'insuffisance de la ponction capillaire. Comme nous ne voulons pas nous répéter nous ne parlerons pas immédiatement des avantages de cette méthode, ni des reproches qu'on lui a faits, nous remettrons au moment où nous traiterons de l'opération Récamier qui lui est opposée, les raisons qui nous la font préférer.

Nous allons exposer immédiatement la manière d'opérer de M. Verneuil.

On se pourvoit d'un gros trocart de 0,004 millimètres de diamètre environ, et d'une sonde en caoutchouc rouge qui puisse entrer dedans et en garnir bien exactement l'intérieur. On doit encore avoir une capote en baudruche, du collodion, du fil, de la baudruche, un pulvérisateur et de l'éther, une pince hémostatique, une seringue et une solution d'acide phénique à 5 0/0.

Après avoir déterminé le point où l'on veut faire la ponction, on endort la place au moyen de pulvérisations d'éther. Alors on enfonce le trocart, on retire la pointe que l'on remplace immédiatement par la sonde en caoutchouc dont on a coupé les deux extrémités. On retire alors la canule, on comprime la sonde au moyen d'une pince hémostatique (pour empêcher l'entrée de l'air). Puis on fixe la capote préalablement percée à l'extrémité de la sonde. On fixe la sonde à la paroi abdominale par le moyen de fils, de baudruche et de collodion, on retire la pince hémostatique et on laisse écouler le liquide. On termine l'opération par des injections désinfectantes, si le liquide est limpide, on emploie une solution à 2 0/0, s'il contient du pus on se sert de la solution forte à 5 0/0. Pour pratiquer ces injections, ainsi que les injections journalières, on doit avant de relever la capote pour introduire la canule écraser la sonde au moyen d'une pince hémostatique, cette même précaution doit être employée quand on retire la seringue. Il y a encore deux précautions que l'on ne doit jamais négliger, c'est de bien s'assurer que le liquide arrive jusqu'à l'extrémité de la seringue, et de ne pas vider celle-ci entièrement ; on ne risque pas en agissant ainsi d'injecter de l'air. Comme pansement, on fait tous les jours trois ou quatre injections dans le sac, avec la solution phéniquée.

Après l'opération, on recommande au malade l'immobilité absolue au moins pendant quarante-huit heures, et l'on donne de l'opium. Les lavements sont utiles pour empêcher tout effort au malade.

En opérant ainsi des adhérences se forment rapidement autour de la sonde et quelques jours après si l'on voit que des hydatides trop volumineuses ne peuvent s'engager par la sonde, on peut retirer cette dernière pour leur donner une plus large issue, mais on ne doit pas la laisser dehors plus de une ou deux minutes. Cette petite opération est d'ailleurs bien souvent inutile car de très vastes lambeaux de membranes s'engagent par la sonde et on en favorise la sortie en les tirant avec une pince. M. Verneuil en a vu qui avaient huit à neuf centimètres de diamètre être expulsés de cette manière.

En employant toutes les précautions dont nous venons de parler on se met à l'abri de la péritonite par épanchement et de la septicémie consécutive à l'entrée de l'air dans la poche.

C'est ici que l'on voit l'utilité et la commodité du perfectionnement qui consiste à se servir d'une capote anglaise. Cette capote permet le libre écoulement des liquides, mais rend impossible l'entrée de l'air par son retrait à la moindre aspiration venue de l'intérieur. Et s'il n'y a pas d'aspiration l'air est encore dans l'impossibilité de pénétrer par suite de l'accollement des parois humectées de la baudruche. Combien cette pratique est préférable à celle des médecins islandais qui obstruent la sonde avec un bouchon que l'on retire pour donner issue au liquide. Ils s'exposent ainsi à la septicémie par rétention du pus, et quand ils débouchent la sonde, l'air peut toujours pénétrer.

C'est encore pour éviter l'entrée de l'air que l'on étrangle la sonde avec une pince hémostatique, et que l'on met de la baudruche et du collodion pour relier la sonde à la paroi abdominale.

Nous voyons enfin que cette méthode donne une ouverture suffisante à la sortie des hydatides, et qu'elle permet un lavage facile de la poche.

C'est à cette opération que M. Verneuil a eu recours plusieurs fois et notamment dans l'observation suivante ; malheureusement à la fin de sa convalescence alors qu'elle était guérie de son kyste, la malade qui fut soumise à ce traitement commit l'imprudence de sortir par un mauvais temps, et fut atteinte d'une pleuro-pneumonie qui amena sa mort en quelques jours.

Voici cette observation :

Observation I

(Prise dans le service de M. Verneuil).

Annette Van Belle, femme Amoignon, née à Saulien (Côte d'Or), âgée de 26 ans, journalière, se présente avec un kyste hydatique dont elle est atteinte depuis deux ans. Elle est reçue (mai 1880) dans le service de M. Verneuil à la Pitié, salle Saint-Augustin, lit n° 28.

Son père vit et jouit d'une bonne santé. Sa mère est morte en 1870 à la suite d'une bronchite. Elle a eu deux enfants dont l'un est mort à dix mois et l'autre à quatre ans et demi d'une angine couenneuse. De plus elle a fait une fausse couche. Avant son entrée à la Pitié elle fut d'abord traitée par des vésicatoires et par des applications de teinture d'iode. A l'intérieur on lui avait donné du calomel, du sulfate de quinine, des eaux ferrugineuses, du fer, du quinquina. M. Verneuil lui fait une ponction au moyen de l'appareil Potain. On obtient comme résultat quatre litres d'un liquide clair tel que celui des kystes hydatiques.

Le 5 juin. — La malade sort de l'hôpital. Pendant deux mois et demi elle reste guérie sans que le liquide se reproduise. Mais au bout de ce temps il se forme de nouveau et la malade revient à l'hôpital le 17 novembre 1880. M. Verneuil fait une nouvelle ponction et retire la même quantité de liquide, mais ce dernier avait changé de coloration, il était devenu roussâtre foncé. Au bout de 13 jours la malade quitte l'hôpital pour y rentrer le 8 décembre, le liquide s'était reproduit presque immédiatement.

Le 15 *décembre, le* 30 *décembre, le* 8 *janvier* 1881. — M. Verneuil fait de nouvelles ponctions. La quantité de liquide retiré est toujours de quatre litres, sa couleur est toujours roussâtre. A la dernière ponction on fait une injection de teinture d'iode. Malgré cela le liquide se reproduit au bout de douze ou quinze jours.

C'est alors (16 février 1881) que M. Verneuil se décide à faire une opération plus radicale.

Il fait donc une ponction avec un gros trocart suivant les règles que nous avons indiquées sur la ligne médiane à trois travers de doigt au-dessous de la pointe du sternum.

Dans la journée il s'écoule 5 litres de liquide auxquels il faut ajouter 2 autres litres qui s'écoulent dans la nuit et la journée suivante ce qui fait sept litres dont il faut retrancher le liquide des injections faites au nombre de trois chaque jour.

Le liquide que l'on retire du kyste est surtout albumineux, il contient de la bile mais en petite quantité.

Le soir la température est de 38,1.

On donne de l'opium.

(Les injections sont faites avec une solution d'acide phénique à 5 0/0).

17 *février*. — T. M. : 38,1 T. S : 39,2. P. 108.

Ventre peu sensible, pas de nausées, pas de vomissements, pas de maux de tête.

On fait trois injections, ces injections sont faites les jours suivants au nombre de quatre avec la même solution. Le liquide est brunâtre et donne des dépôts abondants.

18 *février*. — P. 120. T. M. : 39 : T. S. : 40 ; 2.

La malade est un peu faible et ne prend que du lait.

Ventre un peu sensible avec quelques douleurs spontanées dans le côté droit. Langue blanche sans sécheresse.

Pas de nausées, pas de vomissements, pas de douleurs de tête. Les urines sont rouges et chargées.

Lavement. Opium.

Tous ces symptômes : fièvre élevée, douleurs, sensibilité du ventre sont naturels, ils sont déterminés par l'hépatite, conséquence forcée de l'opération.

19 *février*. — P. : 120. T. M. : 38,3. T. S. : 39.

Dans la nuit il y a eu quelques envies de vomir, mais pas de vomissements.

Au matin léger mal de tête qui se dissipe dans la journée. Le ventre n'est pas plus douloureux.

La malade est allée à la selle au moyen d'un lavement.

Elle prend du lait et de la glace. Opium.

20 *février*. — P. 110. T. M. : 38,1. T. S. : 38,4.

Pas d'envies de vomir ; elle mange un peu de potage et boit du lait. Au matin léger mal de tête qui se dissipe dans la journée. Douleurs spontanées dans tout le ventre.

Les urines deviennent noires par suite de l'absorption de l'acide phénique. Opium.

21 *février*. — P. 108. T. M. : 38,3. T. S. : 39,1.

On retire la sonde pour voir si la suppuration est établie et pour la nettoyer. On la remet ensuite avec toutes les précautions employées pendant l'opération et l'on fait immédiatement une injection avec une solution forte.

La suppuration est établie, le pus commence à sortir par la sonde.

Le ventre est moins douloureux qu'hier.

Pas de nausées. Pas de vomissements.

Au matin léger mal de tête se dissipant dans la journée.

La malade mange un peu de potage et boit du lait.

Cinq injections avec la solution forte. Opium.

(L'élévation de la température s'explique par la petite opération que l'on a faite).

22 *février*. — P. 126. T. M. : 38,1. T. S. : 39.

Pas de nausées. Pas de vomissements.

Toujours léger mal de tête se dissipant dans la journée.

Quelques douleurs spontanées.

La malade mange un peu et boit du lait.

Le pus continue à s'écouler par la sonde.

Lavement. Opium.

23 *février*. — P. 100. T. M. : 38,2. T. S. : 38,4.

Pas de nausées. Toujours léger mal de tête le matin.

La malade mange un peu de viande et boit du lait.

Opium.

24 *février*. — P. 80. T. M. : 37,3. T. S. : 38,1.

Pas de nausées. Pas de mal de tête.

La malade ne boit que du lait.

Quelques douleurs spontanées.

Lavement. Opium.

25 *février*. — P. 108. T. M. : 37. T. S. : 38,0.

On retire de nouveau la sonde. Elle sera retirée à partir d'aujourd'hui, presque tous les jours.

Pas de nausées. Pas de mal de tête. Quelques douleurs spontanées. Cinq injections. Opium.

Analyse des urines. { Pas d'albumine. Un peu de sucre.

Analyse du liquide kystique. { Albumine. Sucre. Bile.

26 *février*. — P. (pris le soir) 120. T. M. : 38, T. S. : 38,3.

Pas de nausées, pas de mal de tête, quelques douleurs spontanées.

On supprime l'opium, il n'y a pas d'insomnie.

27 *février*. — T. M. : 37. T. S. : 38,4.

La malade commence à manger un peu.

Même état.

Les urines contiennent un peu de sucre, mais pas d'albumine.

28 *février*. — T. M. : 37,4, T. S. : 39,1.

L'état général continue à s'améliorer.

1er *mars*. — T. M. : 37,1. T. S. : 39,0.
2 *mars*. — T. M. : 37,3. T. S. : 38,2.
3 *mars*. — T. M. : 37,2. T. S. : 38,1.
4 *mars*. — T. M. : 37,2. T. S. : 38,1.
5 *mars*. — T. M. : 37,4. T. S. : 38,4.
6 *mars*. — T. M. : 38,0. T. S. : 38,2.
7 *mars*. — T. M. : 37,4. T. S. : 39,0.
8 *mars*. — T. M. : 37,4. T. S. : 39,0.
9 *mars*. — T. M. : 38. T. S. : 39,0.
10 *mars*. — T. M. : 38,2. T. S. : 39,4.
11 *mars*. — T. M. : 38,2. T. S. : 39,2.
12 *mars*. — T. M. : 38,3. T. S. : 39,0.
13 *mars*. — T. M. : 38,3. T. S. : 39,2.
14 *mars*. — T. M. : 38. T. S. : 39,4.
15 *mars*. — T. M. : 39. T. S. : 39,0.
16 *mars*. — T. M. : 38,3. T. S. : 39,0.
17 *mars*. — T. M. : 38,2. T. S. : 38,4.
18 *mars*. — T. M. : 37,4. T. S. : 38,3.
19 *mars*. — T. M, : 38,0. T. S. : 38,0.
20 *mars*. — T. M. : 37,4. T. S. : 38,2.
21 *mars*. — T. M. : 37,4. T. S. : 38,4.
22 *mars*. — T. M. : 37,3. T. S. : 38.
23 *mars*. — T. M. : 37.1 T. S. : 38,3. La malade rejette une grosse membrane, on est obligé de la sonder.
24 *mars*. — T. M. : 37,3. T. S. : 38,4.
25 *mars*. — T. M. : 37,3. T. S. : 39,1.

La malade mange bien, les fonctions digestives se font d'une manière régulière. La rétention d'urine n'a duré que deux jours.

Les urines contiennent un peu de sucre.

26 *mars*. — T. M. : 38,2. T. S. : 38,4.
27 *mars*. — T. M. : 38, T. S. : 38,2.

28 *mars.* — T. M. : 37,4. T. S. : 39,1.
29 *mars.* — T. M. : 38,4. T. S. : 38,4.
30 *mars.* — T. M. : 37,4. T. S. : 39,0.
31 *mars.* — T. M. : 38,1. T. S. : 39,5.

La malade se lève. L'appétit est complètement revenu.

1er *avril.* — T. M. : 38,0. T. S. : 38,4.
2 *avril.* — T. M. : 38,2. T. S. : 39,3.
3 *avril.* — T. M. : 38,0. T. S. : 38,3.
4 *avril.* — T. M. : 37,4. T. S. : 38,0.
5 *avril.* — T. M. : 38,0. T. S. : 39,2.
6 *avril.* — T. M. : 38,0. T. S. : 39,0.
7 *avril.* — T. M. : 38,0. T. S. : 37,0.
8 *avril.* — T. M. : 37,4. T. S. : 38,0.
9 *avril.* — T. M. : 37,2. T. S. : 37,3.
10 *avril.* — T. M. : 37,0. T. S. : 37,4.

Le liquide sort limpide sans pus. La poche est beaucoup rétrécie. Les forces sont complètement revenues. La malade reprend de l'embonpoint.

11 *avril.* — T. M. : 37, T. S. : 37,3.
12 *avril.* — T. M. : 37, T. S. : 37,3.
13 *avril.* — T. M. : 37, T. S. : 37.
14 *avril.* — T. M. : 37,1. T. S. : 37.
15 *avril.* — T. M. : 37,1. T. S. : 37.
16 *avril.* — T. M. : 37, T. S. : 37.
17 *avril.* — T. M. : 37, T. S. : 37.
18 *avril.* — T. M. : 37, T. S. : 37,4.

La malade a commis l'imprudence de sortir par un temps froid. La température commence à s'élever. Le lendemain elle était atteinte d'une pleuro-pneumonie.

19 *avril.* — T. M. : 40, T. S. : 40.
20 *avril.* — T. M. : 40, T. S. : 40.
21 *avril.* — T. M. : 39,3. T. S. : 39.
22 *avril.* — T. M. : 38,3, T. S. : 38.
23 *avril.* — T. M. : 38,3. T. S. : 39.

24 *avril.* — T. M. : 38,3.

La malade veut sortir de l'hôpital. Trois jours après elle était morte.

Si nous étudions cette observation, nous voyons d'abord que les ponctions capillaires furent inutiles, mais n'amenèrent aucun accident.

Nous voyons que la température n'a monté qu'une fois à 40, ce fut le lendemain de l'opération. Nous voyons qu'elle a oscillé entre 38 et 39, pour ne jamais guère dépasser ce chiffre que de 2 ou 3 dizièmes, que souvent même elle était normale le matin jusqu'au 9 avril où la fièvre est tombée complètement, pour ne revenir que neuf jours après avec une élévation thermique de 40, élévation qui fut le résultat de l'imprudence dont nous avons parlé et la conséquence de la pleuro-pneumonie.

Le 9 avril on pouvait affirmer la guérison, il n'existait presque plus de cavité kystique, la malade ne souffrait aucunement, elle mangeait bien et reprenait de l'embonpoint. Nous ferons encore remarquer qu'aucun accident n'est venu troubler le cours de cette opération, et que tout s'est passé avec une régularité mathématique pour ainsi dire, et qu'on aurait pu à l'avance annoncer absolument cette marche.

Nous insistons sur ce fait que la fièvre, inévitable puisqu'on détermine une inflammation nécessaire à la destruction de la poche, ne fut jamais élevée et que quelques douleurs spontanées seulement se montrèrent chez notre malade.

Nous pouvons dire immédiatement qu'il n'en aurait pas été ainsi si on n'avait pas pris toutes les précautions antiputrides, précautions que l'on peut prendre avec cette manière d'opérer et qui sont impossibles avec la méthode de Récamier.

Enfin nous voyons que la durée du traitement fut de près de deux mois ; c'est la durée moyenne de l'opération, mais la méthode des caustiques est encore plus longue. Nous venons d'indiquer le manuel opératoire nécessaire à notre avis pour que l'opération ait toutes les chances de réussite possibles.

Mais si toutes les précautions que nous venons d'énumérer sont de date récente, le principe n'en existait pas moins et déjà on avait obtenu des succès nombreux. Nous citerons l'observation suivante rapportée par M. Barailhé (1).

Observation II

La nommée Delouche (Berthe), âgée de vingt ans, est entrée, le 21 mars 1876, à l'hôpital de la Pitié, salle du Rosaire, n° 31, dans le service de M. Gallard. Depuis quatre ans, cette malade se plaint de ressentir au niveau de l'épigastre des douleurs peu intenses, avec irradiations dans l'hypochondre gauche. Ces douleurs prises pendant quelque temps pour des accès de gastralgie, ont résisté à toutes les médications dirigées généralement contre cette affection. Cependant comme les douleurs n'étaient pas très vives et que les fonctions digestives n'étaient pas troublées, l'état de la malade resta toujours bon. Il y a un an, elle s'aperçut de l'existence d'une tumeur correspondant au siége de la douleur ; elle entra alors dans le service de M. Gallard. La tumeur fut constatée ; elle était peu volumineuse, insensible à la pression, adhérente au lobe gauche du foie. Le diagnostic de kyste hydatique fut porté pendant le premier séjour ; comme ce kyste était peu volumineux et ne causait pas encore une grande

1. Barailhé. Thèse de Paris 1876.

gêne à la malade, elle quitta le service pour y revenir onze mois après.

Etat actuel. — La tumeur a une forme globuleuse arrondie ; elle est du volume d'une grosse orange ; elle siège dans l'hypochondre gauche, immédiatement au-dessous du rebord des fausses côtes à la partie antérieure de l'abdomen. Elle devient très saillante pendant l'inspiration et disparaît, au contraire, presque complètement sous les fausses côtes pendant l'expiration ; elle suit tous les mouvements du diaphragme.

A la palpation, on sent qu'elle n'est pas adhérente aux parois abdominales que l'on peut saisir et faire glisser entre les doigts. Ces parois étant très souples, la main peut pénétrer sous la tumeur, la limiter et la circonscrire. Elle ne donne pas sous le doigt la sensation de tumeur solide, elle est lisse, rénitente. On ne peut percevoir de fluctuation et elle n'est animée ni de mouvements d'expansion ni de battements ; elle fait sensiblement corps avec le foie.

La percussion fait constater de la matité sur toute son étendue, matité qui se continue en haut avec celle du cœur, en haut, avec celle du foie. L'auscultation n'y révèle aucun bruit de souffle. Les poumons sont sains, la malade n'a jamais craché de sang.

Les fonctions digestives sont bonnes ; elle va régulièrement à la selle tous les jours.

Elle a été réglée à treize ans ; depuis cette époque ses règles ont toujours été régulières.

28 *mars.* — M. Verneuil a examiné la malade et confirmé le diagnostic porté par M. Gallard.

L'opération est décidée : M. Gallard fait la ponction avec un trocart assez gros. Aussitôt la ponction faite, une certaine quantité de liquide s'écoule ; on pratique l'aspiration avec l'appareil Potain, et on en retire une nouvelle quantité de liquide moins considérable que la première. La canule est fixée à demeure au moyen de fils.

La malade a bien supporté la ponction. La douleur n'a pas été très vive. L'émotion plutôt que la douleur même amène un état syncopal passager ; on fait prendre un peu de vin à la malade, et bientôt tout se dissipe. Une heure après l'opération, apparaît une éruption d'urticaire qui commence par le dos et la face et envahit bientôt tout le corps, causant de fortes démangeaisons. Le soir l'état général est bon.

La température est à 37,5. La malade se plaint de souffrir un peu au niveau de l'endroit où la ponction a été faite.

Application de glace sur le ventre ; bouillon.

29 *mars.* — L'état général est un peu moins bon qu'hier ; le pouls est à 110, la température à 38,3. L'urticaire a disparu du dos, de la face et des jambes ; on n'en trouve plus que sur la poitrine et les bras. La douleur de côté ne se fait plus sentir. Dans la journée, les règles qui ne devaient arriver que le 4 ou 5 avril, apparaissent assez abondamment. La température est toujours à 38. La figure est rouge, la soif vive. Nouvelle application de glace ; pas de selle dans la journée. Il ne s'est rien écoulé par la canule.

30 *mars.* — La malade se sent beaucoup mieux, plus de douleur au côté, elle est allée deux fois à la selle ce matin. La nuit est bonne il ne s'écoule rien par la canule. Les règles sont toujours assez abondantes.

31 *mars.* — L'état général est bon, température à 37,5, pouls à 100. Règles coulent encore ; diarrhée peu intense depuis la veille au soir. On retire la canule laissant en place une sonde molle.

4 *avril.* — L'état de la malade continue à être excellent ; on enlève la sonde.

8 *avril.* — La petite plaie est presque complètement cicatrisée ; la tumeur a complètement disparu. L'état général étant très bon, la malade demande sa sortie.

Nous avons pris des renseignements auprès de cette malade, depuis cette époque sa santé est excellente et la guérison s'est parfaitement maintenue. »

C'est cette observation qui avait donné à M. Gallard l'occasion d'exposer son opinion sur les ponctions capillaires dans une de ses cliniques et dont nous avons parlé au commencement de ce chapitre. Nous n'y reviendrons pas.

Nous citerons encore l'observation suivante dans laquelle la guérison d'un kyste hydatique suppuré fut obtenu par la même méthode. Elle est due à M. le Dr Roger (du Hâvre) (1).

Observation III

Je suis mandé le 5 septembre 1879, chez Mme H..., demeurant au Hâvre.

Mme H..., 37 ans, se plaint depuis cinq ans de maux d'estomac. Ceux-ci n'ont depuis cette époque jamais entièrement disparu. Il y a eu de fréquentes périodes d'exacerbation, pendant ces cinq années, elle se fit soigner très irrégulièrement et d'autant plus qu'à la fin, elle n'éprouvait aucun soulagement des prescriptions qu'elle exécutait fidèlement.

Il y a quatre mois environ, les douleurs prirent une intensité beaucoup plus grande. Elles présentèrent parfois un caractère véritablement paroxystique. Le confrère qui la soigna durant ces quatre mois, en présence des crises douloureuses, de leur siège au creux épigastrique et dans l'hypochondre droit ; en présence d'ictère qui survint trois ou quatre fois, mais qui pourtant ne fut jamais intense, se buta à cette idée qu'il avait affaire à des accès de colique hépatique. Ce fut en vain que pour éclairer son diagnostic, il fit rechercher des calculs dans les matières fécales, et que Mme H..., à maintes reprises, fit elle-même ces répugnantes investigations qui ne pouvaient donner de résultat et pour cause. Les médications furent nombreuses, très mal supportées, et c'est ce qui détermina Mme H..., à me mander. A cette date (5 septembre) l'état général était plus que mauvais, il était très grave.

L'amaigrissement était considérable, l'appétit absolument perdu, le

1. Dr Roger. *Essai critique sur le traitement chirurgical des kystes hydatiques du foie.* Chez Doin. Place de l'Odéon. Paris 1880.

repos nul ou à peu près, une diarrhée séreuse abondante augmentait le marasme, la langue était d'un rouge vif, cuisante, et la bouche était parsemée de l'oïdium, les vomissements assez fréquents, la peau avait une teinte terreuse, mais nullement ictérique, les conjonctives sont intactes de ce chef. La teinte terreuse est due à l'émaciation, résultat de cinq longs mois de souffrances.

Les époques ont été moindres mais régulières. Les urines sont normales.

Je procède à l'examen de la région épigastrique, d'où le mal part, suivant le dire de la malade. A peine l'ai-je découverte que je suis frappé de la forme inégale du ventre. Le côté droit fait une saillie légère, mais nettement visible. Par la palpation, je perçois dans l'hypochondre droit une partie dure, résistante, légèrement mobile, et glissant sous la paroi abdominale.

La percussion me permet de délimiter une tumeur de forme globuleuse qui occupe presque toute la partie latérale droite de l'abdomen, s'arrêtant sensiblement à la ligne blanche, et en hauteur mesurant tout l'espace compris depuis le défaut des fausses côtes, jusqu'à trois travers de doigt du ligament de Poupart, en son milieu. La peau dans cette région n'avait aucun aspect anormal.

Je rejetai aussitôt le diagnostic « colique hépatique » et je me demandai à quelle tumeur j'avais affaire? J'ordonnai quelques épithèmes calmants, du bouillon frappé, un collutoire pour le muguet, et un julep avec 30 grammes d'eau de laurier-cerise.

Je continuai quelques jours cette médication pour étudier ma malade.

Du 5 au 13 il y eut un peu de calme, la diarrhée diminua avec un peu de ratanhia et de bismuth ; mais les douleurs ne disparaissaient point, l'anorexie persistait et l'état général s'aggravait.

Je sentais bien que si rien n'était fait, les phénomènes généraux s'accentuant chaque jour, la vie ne serait plus compatible avec eux.

J'avais déjà prévenu la famille et dit que je pensais qu'il y avait là de la *matière* et qu'il faudrait faire une ponction.

Le 25 je fis un dernier examen, et voici ce qu'il me donna : la matité indiquant l'étendue de la tumeur partait de la partie convexe du foie et descendait jusqu'à trois travers de doigt de l'arcade crurale ; elle ne dépassait pas la ligne blanche, et le contour indiqué par la percussion donnait à l'ensemble de cette tumeur la forme d'une poire dont la petite extrémité partait du foie. Avait-on quitté l'hypochondre droit que l'on tombait dans le flanc gauche, quasi dans le vide. La palpation de l'abdomen rendait cette sensation très manifeste.

De mes réflexions, j'étais arrivé à cette conclusion que j'avais probablement affaire à un kyste hydatique du foie. Bien en vain j'avais cherché le frémissement hydatique, mais j'avais eu sous le doigt une sensation de fluctuation assez sensible pour me donner cette certitude que j'avais affaire à une tumeur liquide et non solide.

J'annonçai à la malade, qui ne demandait que du soulagement à quelque prix que ce fut, n'ayant ni trève ni repos, que le lendemain je l'opérerais. Je m'armai de mon plus gros trocart, et le 26 septembre je fis, à peu près au sommet de la tumeur, une ponction, je retire le trocart et rien ne sort de la canule ; m'étais-je trompé? Mais, confiant dans mon diagnostic, je m'étais armé, en prévision d'hydatides multiples, d'une assez longue tige de fer, faisant office de stylet explorateur. Je l'introduisis lentement, et il n'était pas arrivé dans la cavité kystique, qu'un pus louable se présentait à l'orifice de la canule.

Mon stylet pousse devant lui une hydatide qui obstruait l'orifice interne et un flot de pus s'écoule, accompagné d'un nombre assez considérable de lambeaux semi transparents, de teinte jaunâtre, ayant tous une forme assez régulièrement circulaire.

Un litre et demi de pus s'écoula, et j'estime à quinze au moins le nombre de ces membranes qui furent extraites, arrêta par instant l'écoulement du pus, qui après leur sortie coulait abondamment. Mon long stylet me servit singulièrement en facilitant la sortie de ces hydatides ; je fixai solidement ma canule et la laissai en place.

Un examen microscopique pouvait seul confirmer mon diagnostic, je recueillis plusieurs de ces débris membraneux que je confiai à la bienveillance de mon très honoré confrère le docteur Belot, qui me répondit ce qui suit : « L'aspect, la disposition en vésicules creuses des membranes que vous m'avez demandé d'examiner n'ont guère dû vous laisser de doute sur l'exactitude de votre diagnostic.

L'examen microscopique l'a pleinement confirmé. Les membranes ont la structure des vésicules hydatiques. Dans leur intérieur j'ai rencontré des crochets d'échinocoques en grand nombre, et plusieurs échinocoques entières encore assez peu déformées pour être parfaitement reconnaissables. »

Matin et soir je fis dans cette cavité des lavages avec de l'eau tiède ; tous les cinq jours, jusqu'au 20 octobre, je fis une injection avec une solution d'iodure de potassium iodurée :

Teinture d'iode.	25 gr.
Iodure de potassium	5
Eau	250

Je versais la moitié de cette solution dans un demi-litre d'eau tiède. Les premières injections furent à peine senties.

Les deux dernières furent très douloureuses : la dernière faite à neuf heures et demie du matin, occasionnait des douleurs encore vives à dix heures du soir. Elles se calmèrent dans la nuit. Elles avaient au reste produit un merveilleux effet et je me rendais facilement compte avec mon stylet du retrait progressif de cette vaste cavité.

Dans les derniers jours, une matière sanieuse seule s'échappait de la canule, et de temps à autre quelques débris de vésicules hydatiques.

Le 23 octobre. — Et par suite du retrait de la poche kystique et par un mouvement fait par la malade en s'asseyant dans un lit, la canule, que ses attaches fixaient difficilement, fut rejetée au dehors.

J'en fus tout d'abord contrarié, car il n'y avait pas un mois que la ponction avait été faite (26 septembre), et à l'aide de mon stylet je pénétrai encore dans une cavité. Mes efforts furent vains pour une réintroduction ; je rassurai la malade et lui fis mettre un bandage de corps qui devait comprimer bien également l'abdomen. Quelques jours après, tout écoulement avait cessé.

On voit combien furent heureuses les suites de cette opération, qui était peut-être faite hardiment, et j'en dirai les motifs ; mais non seulement l'opération marcha rapidement et favorablement, mais l'état général changea lui-même non moins heureusement, huit jours après la ponction, tout muguet avait disparu, la diarrhée était arrêtée ; l'appétit, le sommeil, incomplet depuis longtemps, étaient revenus, l'estomac acceptait volontiers presque toute nourriture ; la thérapeutique immatérielle de la satisfaction morale prédisposait tous les organes à reprendre leur fonction normale.

Aujourd'hui, 31 novembre 1879, la santé est bonne et les forces sont revenues. La cicatrisation est complète depuis longtemps, et sauf les époques qui subissent encore un retard, tout serait rentré dans l'ordre.

La matité ne s'étend pas à plus de quatre travers de doigt, à partir des fausses côtes : je dois ajouter que du 26 septembre au 25 octobre, il s'est écoulé une quantité considérable de pus, et un nombre considérable de ces débris membraneux qui n'étaient autres que des débris de vésicules hydatiques. Pendant la dernière semaine, l'écoulement fut moins abondant et perdit même son caractère purulent.

J'ajouterai enfin cette remarque : c'est que dans les premiers temps qui suivirent l'ouverture de cette poche, on pouvait impunément promener le stylet sur la face interne de cette hydatide sans que la malade en eût même conscience. Lors des dernières ponctions, cette insensibilité n'existait plus autant, et le contact de l'extrémité du stylet était nettement perçu. »

Dans ce cas, pour nous, il est certain qu'une ponction capillaire n'eût pas suffi et qu'il n'y avait pas d'autre méthode à employer. En présence des accidents graves qui menaçaient la malade, la première condition du succès était la rapidité. Le traitement de Récamier, n'y eût-il que cette raison à invoquer contre lui, eût pu amener un résultat fatal, rien que par sa lenteur.

Nous pouvons faire remarquer que la canule ayant été expulsée au bout d'un mois, les adhérences étaient absolument formées puisque le pus continua à s'écouler sans qu'on ait constaté aucun accident.

Rien que l'application des caustiques demande quelquefois le même temps, et n'amène pas toujours au bout de cette période la production des adhérences comme nous le verrons plus loin.

Voici une quatrième observation ; elle est de M. Dumontpallier (1).

Observation IV

Douleur dans l'hypochondre droit et voussure au même niveau, symptômes graves de fièvre putride.

Ponction exploratrice qui ne donne issue à aucun liquide ; le trocart avait cependant été enfoncé à une profondeur de sept à huit centimètres.

Le lendemain, nouvelle ponction avec un trocart de moyenne grosseur. Issue de 1,800 grammes de pus avec des hydatides de la grosseur d'un grain de millet. Lavages du kyste au moyen d'injections antiseptiques et canule à demeure, qui y reste pendant une dizaine de jours. Après ce laps de temps, supposant que des adhérences solides étaient établies, M. Dumontpallier enlève la canule.

L'état du malade s'améliore progressivement ; les forces reviennent peu à peu, et, un an après, la guérison obtenue est complète. »

Nous avons à nous occuper ici d'une autre question. Quel est le liquide que l'on doit employer pour pratiquer les injections? Il ne saurait plus être question maintenant des injections anodines de Récamier.

1. Dumontpallier, *Gaz. des hôpitaux* 1874 (cité par Baraillhé) (*loc. cit.*).

Mais on se sert encore de différentes solutions, c'est ainsi qu'on a obtenu des succès avec la teinture d'iode, les solutions phéniquées, la liqueur de Labarraque.

L'emploi de la teinture d'iode, à laquelle M. Boinet (1) a surtout eu recours a été suivi de nombreuses guérisons ainsi que le prouve le cas suivant rapporté encore par M. Barailhé (2).

Observation V

Le malade dont il est question a subi une première ponction capillaire le 18 juin ; cette ponction donne issue à 1,700 grammes de liquide aqueux.

Au mois de novembre, le liquide s'était reformé.

Nouvelle ponction capillaire qui laisse écouler 200 grammes d'un liquide clair jaunâtre.

Deux ans plus tard, après avoir cru à une guérison complète, la tumeur hydatique apparaît de nouveau, ayant un volume à peu près égal à celui qu'elle avait lors de sa première apparition. Plusieurs nouvelles ponctions capillaires sont faites à deux ou trois reprises d'intervalle, sans permettre à aucun liquide de s'écouler.

Une opération plus radicale est proposée ; de la potasse caustique est appliquée sur le point le plus culminant de la tumeur et renouvelée les jours suivants. Six jours après, ponction avec un gros trocart et grosse sonde laissée à demeure.

Issue de nombreuses hydatides et d'environ 3 litres de pus. Injection iodée pratiquée tous les jours, pendant les huit premiers jours, puis plus rarement. La cavité kystique diminue bientôt d'une manière sensible ; l'écoulement du pus se tarit peu à peu. Six semaines plus tard,

1. Boinet (*Bulletin de la Soc. de chirurg.* 1860, cité par Baraillhé).
2. *Loc. cit.*

le kyste était entièrement guéri, ainsi qu'on peut le constater sur le sujet présenté à la Société de chirurgie.

M. Gallard (1) s'en est également servi dans cette observation.

Observation VI.

Au mois de mars 1870, dit M. Gallard, une malade vint occuper le lit n° 40 de la salle Sainte-Geneviève. . . . .

Avec un trocart de moyenne grosseur, j'ai pratiqué une ponction au niveau du point le plus saillant de la tumeur. Par l'orifice de la canule, il s'écoula un liquide clair, limpide, incoagulable par la chaleur et par l'acide nitrique, en tout analogue à celui que l'on rencontre dans les kystes du foie, mais dans lequel l'examen microscopique ne permit pas de découvrir des crochets d'échinocoques. La quantité du liquide recueilli peut être évaluée à 250 grammes.

Immédiatement après la fin de l'écoulement, je fis dans la poche une injection de teinture d'iode (50 grammes environ de la solution de Guibourt). Il ne ressortit par la canule qu'une très minime partie de la solution iodée, néanmoins je fermai l'orifice externe de la canule, et après avoir fixé cette dernière dans la situation qu'elle occupait, je la laissai en place jusqu'au lendemain.

Le soir, la malade éprouva quelques douleurs dans le bas-ventre qui devint légèrement sensible à la pression. La face se congestionna légèrement, et la malade présenté une certaine agitation ; mais il faut bien dire aussi qu'elle avait été fortement impressionnée par l'opération subie le matin.

Elle eut quelques nausées, elle vomit même un peu de vin, qu'elle venait de boire. Son pouls resta cependant régulier, battant 96 fois par minute.

1. Cliniques de la Pitié.

Le lendemain 1er avril je fis retirer la canule qui n'est ainsi restée que vingt-quatre heures en place ; l'état de la malade était à peu près le même que la veille au soir. Elle avait encore quelques nausées et son ventre était un peu endolori. Sa physionomie exprimait une certaine anxiété, car elle était toujours sous l'influence de l'émotion que lui avait causée la ponction de son kyste. Cependant son pouls resta à 92 et malgré l'injection de solution iodurée, elle n'eut pas d'éruption cutanée.

Le 8 avril elle commence à se trouver mieux ; son pouls normal ne battait plus que 80 fois par minute. Il y avait toujours un peu de sensibilité du ventre. Mais l'amélioration se continua sans encombre et dès le 3 avril la malade demanda à manger. L'exploration de la région hépatique était encore un peu sensible. La percussion y était douloureuse, les jours suivants l'état de la malade s'améliora graduellement, et le 10 avril elle put se lever pour la première fois, elle marcha même et se promena dans la salle, sans ressentir aucune douleur, ni aucun malaise.

Il était dès lors permis de la considérer comme guérie. Cependant je voulus attendre quelque temps encore avant de lui permettre de quitter l'hôpital, d'où elle ne sortit que le 22 avril. Sa santé était alors excellente. La saillie constatée à l'entrée, au niveau de l'hypochondre droit n'existait plus.

La matité du foie dépassait cependant encore un peu le rebord des fausses côtes, mais la palpation et la pression n'étaient plus douloureuses; et la malade n'éprouvait plus dans la région hépatique aucun malaise, aucune douleur provoquée ni spontanée, cette guérison obtenue en dix jours a été aussi solide que possible, et j'ai pu m'en assurer en revoyant il y a quelques mois cette malade guérie depuis dix ans. »

Dans le cas de M. le docteur Roger (reproduit plus haut), on voit que ces injections ont été suivies de succès. D'un autre côté nous avons vu M. Verneuil n'avoir qu'à se féliciter des injections faites avec la liqueur de Labarraque.

Et dans notre première observation c'est une solution d'acide phénique qui servit à faire les lavages.

Hyaltelin (1) dit qu'on peut employer l'acide phénique et la teinture d'iode iodurée, il parle également de teinture de lavande, quant à nous nous avouons qu'en présence des résultats nous sommes embarrassé pour choisir, cependant nous croyons devoir donner nos préférences aux solutions phéniquées. En effet, les injections ont surtout pour but d'empêcher la décomposition putride des débris contenus dans la poche, ce sont en un mot des injections désinfectantes ; pour nous le meilleur désinfectant est l'acide phénique.

S'il ne fallait que tuer les hydatides, la teinture d'iode serait peut-être préférable. Mais dans les conditions d'ouverture et de suppuration de la poche, nous estimons que l'acide phénique remplit les mêmes conditions.

Nous ne voulons pas multiplier les observations de guérison nous nous contenterons de rapporter les suivantes :

1° Dolbeau (*Société médicale des hôpitaux,* 27 novembre 1874 cité par Duclaux, thèse inaugurale 1875).

2° Docteur Camille Beltz (*Société du Haut-Rhin*) cité par Duclaux (*loc. cit.*)

3° Boinet (*Gazette des hôpitaux* p. 1157. Paris 1874) injections iodées, cité par Davaine (*loc. cit.*)

4° Docteur Clément (*d'Aigues-Mortes* Soc. chir. rapport de M. Boinet, 1873) cité par Davaine (*loc. cit.*).

5° Demarquay (*Gazette des hôpitaux*) cité par Barailhé (*loc. cit.*).

1. Th. *Loc. cit.*

6° Hilton et Owen Rees (cités par Davaine (*loc. cit.*).

7° Gallard, Cliniques de la Pitié, p. 344.

Nous terminerons ce chapitre par la statistique de Harley (1) entièrement favorable à notre méthode, ponction et canule à demeure, 23 guérisons sur 30 cas.

1. Harley *méd. chir. Trans.* XLIX cité par Magnant (*loc. cit.*).

CHAPITRE III

DE LA MÉTHODE DE RÉCAMIER.

« Lorsqu'on s'adresse à des sujets dont la puissance plastique est peu considérable les applications de caustique les plus méthodiques ne parviennent pas à établir des adhérences entre le péritoine pariétal et le péritoine viscéral, ou bien ces adhérences sont incomplètes, peu étendues ou se détruisent facilement, en sorte qu'à un moment donné, inopinément, soit que l'ouverture se fasse par la chute de l'eschare, soit qu'on ait recours au bistouri, l'absence des adhérences ou leur défaut de solidité livre passage au liquide pathologique dans la cavité du péritoine. »

Nous commençons par cette citation empruntée à M. Verneuil, car elle explique parfaitement les insuccès et les accidents qui se sont produits après l'emploi des caustiques. Ce n'est pas le seul reproche que nous ayons à faire à cette méthode, mais comme son but principal est précisément la production des adhérences, comme pour arriver à ce résultat on passe sur tous les autres inconvénients nous avons cru devoir l'attaquer dans son principe même.

Récamier préoccupé de cette idée que le liquide kystique pouvait se répandre dans le péritoine et donner lieu à une péritonite se basa sur ce fait que des adhérences se forment entre les séreuses quand on développe une inflammation dans leur voisinage.

Il a rendu ainsi service à la science. Mais actuellement sans abandonner son principe un autre procédé est venu qui doit détrôner le sien ; c'est celui qui fait le sujet de notre second chapitre. Par ce procédé en effet les adhérences se forment sûrement en peu de temps et si par hasard elles ne se formaient pas, la sonde à demeure permettrait l'écoulement des liquides pathologiques sans qu'ils puissent pénétrer dans la cavité péritonéale. Il n'y a qu'une différence c'est qu'elles sont consécutives à l'extraction de la sérosité. C'est précisément l'objection que l'on a fait à cette méthode, pour cette raison on lui a reproché de pouvoir donner naissance à une péritonite par épanchement. Aucun fait à notre connaissance n'est venu appuyer cette opinion, tandis que nous pouvons citer des cas où une péritonite mortelle est survenue dans le cours du traitement de Récamier.

Nous venons de dire que la présence d'une sonde produisait des adhérences solides entre le péritoine viscéral et le péritoine pariétal. C'est l'opinion de M. Verneuil qui a pu s'en convaincre par des faits : C'est l'opinion de Hyaltelin (1) qui dit « On laisse la canule de vingt-quatre à quarante-huit heures dans la plaie ; on est à peu près certain alors que l'adhérence existe entre la poche des hydatides et le péritoine. J'ai pu m'en assurer dans plusieurs cas sur des sujets qui étaient morts après la ponction par suite d'autres causes. » Après avoir reproché à la ponction par le gros trocart la possibilité de l'épanchement, reproche

1. Hyaltelin *loc. cit.*

que ne justifient pas les faits, on lui a reproché de ne pas laisser une assez large issue aux hydatides. Nous avons déjà dit que des membranes volumineuses avaient pu s'engager et être éliminées.

Mais convient-il bien aux partisans de la méthode de Récamier de nous faire ce reproche quand on voit un cas de mort amené précisément par l'obligation où l'on fut de dilater le trajet formé par les caustiques (cas de M. Leudet cité plus loin) ? Voilà donc ce qu'on a objecté à la méthode que nous croyons la meilleure. Le premier reproche n'est pas prouvé. Quant au second, dans certains cas il a effectivement semblé que la guérison était retardée par des paquets d'hydatides, mais nous ne pensons pas que ce soit aux partisans de l'ouverture par les caustiques qu'il convient de nous le reprocher puisque leur méthode possède encore plus le même défaut. Nous pensons du reste que la suppuration aidant les vésicules seront au bout d'un certain temps assez dissociées pour être extraites facilement. Et nous ne croyons pas qu'il soit utile de recourir à la méthode des deux ponctions de M. Boinet. Nous ne passerons cependant pas ce procédé sous silence : l'auteur étant un de ceux qui ont le plus d'expérience dans le traitement de cette affection.

Voici comment opère M. Boinet :

« Après avoir retiré la sonde, on introduit immédiatement à sa place un gros et long trocart courbe dont on a préalablement rentré la pointe dans la canule. On l'enfonce dans le kyste en le poussant de bas en haut, et en dirigeant

1. Boinet cité par M. H. Rendu (*loc. cit.*).

la pointe vers l'appendice xyphoïde, le plus près possible du rebord costal du côté droit. Avec le doigt indicateur gauche, on cherche à sentir et à reconnaître à travers la paroi abdominale l'extrémité de la canule qui la soulève doucement. Celle-ci étant reconnue est fixée dans le fond du kyste, au point où l'on veut pratiquer la contre-ouverture.

On fait saillir la pointe du trocart hors de la canule, et l'on traverse le kyste et la paroi abdominale de dedans en dehors, de façon à faire sortir la pointe du trocart entre les deux premiers doigts de la main gauche, qui servent de point d'appui au trocart. Le lieu d'élection de la contre-ouverture est en général à 5 ou 6 centimètres au-dessus de la première ponction, en se rapprochant le plus possible de l'appendice xyphoïde. Le mandrin du trocart étant retiré on glisse dans sa canule, qu'on ôte ensuite, une sonde flexible en gomme élastique percée de trous latéraux dans toute sa longueur, et qu'on laisse à demeure. Il est indispensable que ce drain obture exactement l'ouverture faite par le trocart. Bientôt des adhérences se forment autour de cette nouvelle ouverture, comme elles s'étaient formées autour de la première, et tout épanchement devient impossible dans le péritoine. »

Si cela ne suffit pas M. Boinet incise tout le pont placé entre les deux ouvertures :

« Pour cela on introduit par l'ouverture supérieure, au devant du tube de gomme élastique, une sonde cannelée largement recourbée vers sa pointe, et on la confie à un aide ; puis de l'ouverture supérieure vers l'inférieure, dans une étendue de deux à trois centimètres, on fait une première incision qui pénètre jusqu'au péritoine ou peu s'en faut, en dédolant ; alors on renverse l'extrémité externe de la sonde cannelée vers le sternum, de façon à lui faire soulever la paroi abdominale, et, avec un bistouri glissé dans sa cannelure, on achève l'incision, en sectionnant de dedans en dehors, sur une étendue exactement comparable à celle de l'incision externe. Avec des pinces on écarte les bords de cette incision, et on laisse sortir les hydatides, qui se présentent naturellement en masse à l'ouverture qu'on vient de faire. »

Nous reprochons à cette méthode d'être trop hardie. La formation des adhérences est certaine, mais peut-on les limiter à un millimètre près, et est-on sûr qu'elles occupent tout le pont que l'on a à inciser? Ne peut-on, si petite qu'elle soit, déterminer une ouverture par laquelle la sérosité filtrera dans le péritoine? Nous le croyons, et bien que M. Boinet ait réussi dans un cas, nous ne pensons pas que ce soit une opération à employer habituellement. Il faudrait avoir reconnu l'impossibilité absolue de la guérison par suite de la présence de paquets qui ne pourraient être expulsés.

Nous trouvons qu'en présence des nombreuses objections que l'on peut faire à la méthode de Récamier, celles que nous venons d'examiner doivent bien peu préoccuper l'opérateur. Aussi nous estimons que jusqu'au moment où nous connaîtrons des faits venant corroborer l'opinion de nos adversaires, jusqu'à ce qu'ils puissent fournir des statistiques comme celle de Harley, on doit employer la ponction avec le gros trocart et la sonde à demeure.

Tout le monde connaît la méthode de Récamier, nous ne dirons que quelques mots de la manière d'opérer.

Récamier se servait pour ses cautérisations de potasse caustique. Il faisait plusieurs applications successives, après la chute des eschares jusqu'à ce que la couche entière des tissus qui séparait la peau du kyste fût détruite. Quelquefois, cependant, il hâtait l'ouverture au moyen d'une ponction ou du bistouri. Enfin, ayant remarqué la lenteur de ce procédé, il incisait les eschares de manière à pouvoir placer au fond un nouveau cautère. Aujourd'hui on se sert de la pâte de Vienne ou de la pâte de Canquoin.

C'est à ce dernier caustique qu'a recours M. Richet qui l'appelle le roi des caustiques. Ce dernier agit plus vite. Récamier s'assurait tout d'abord du diagnostic par une ponction capillaire. Voilà le procédé de Récamier, il a subi depuis de nombreuses modifications, sur lesquelles nous aurons à revenir.

Pour nous qui ne sommes point parmi les admirateurs ni les partisans de cette méthode nous lui reprocherons :

1° Que le principe sur lequel elle repose est faux bien souvent et que les adhérences présumées ont par leur absence entraîné des résultats malheureux. C'est par cette objection que nous avons commencé ce chapitre. Nous la développerons en fournissant des observations à l'appui ;

2° Qu'il n'est pas toujours facile de limiter l'inflammation développée par les applications de caustiques ;

3° Que le trajet par son rétrécissement entraîne de grandes difficultés pour les pansements, amène la rétention du pus et par suite la septicémie, et que son étroitesse peut même être cause, par suite des moyens qu'on emploie pour lui donner plus de largeur, de terminaisons funestes;

4° Qu'il ne met pas à l'abri de l'entrée de l'air, et expose ainsi le malade à tous les dangers de l'infection putride;

5° Qu'il est très douloureux et même si douloureux qu'on est quelquefois obligé d'y renoncer seulement à cause de cela;

6° Qu'il est si lent à arriver au résultat qu'on est le plus souvent obligé de ne pas attendre l'ouverture par le seul moyen des cautères et que rien que par sa lenteur il peut entraîner la mort du malade;

7° Que précisément à cause des raisons que nous venons d'énumérer il a subi tant de modifications qu'il ne se compose guère que de plusieurs autres traitements en ne gardant que ses inconvénients propres sans avoir les avantages des autres méthodes.

Premier reproche. — Les adhérences n'existent pas toujours, nous avons dit, d'après M. Verneuil, pourquoi elles manquent souvent. Nous ne prétendons pas que ce soit dans la majorité des cas que les adhérences font défaut, beaucoup d'autopsies seraient là pour nous contredire (Davaine (1), Bucquoy (2). Nous rapportons même un cas celui de M. Bucquoy, où elles étaient parfaitement formées. Mais il suffit qu'elles manquent quelquefois dans un procédé où l'on sacrifie tout à leur production, dans un procédé où si elles n'existent pas, le dénouement fatal est presque impossible à conjurer, pour faire rejeter cette mé-

1. Davaine. *Loc. cit.*
2. Bucquoy. *In France médicale* 1875, p. 530.

thode. Si leur production était certaine, si le chirurgien pouvait à coup sûr se dire, je les obtiendrai, nous pourrions peut-être passer sur tous les autres inconvénients bien qu'il y en ait de fort graves. Mais il n'en est rien.

Voici une observation publiée par Dolbeau (1) et qui prouve que non-seulement elles peuvent être lâches et n'exister qu'en partie, mais ne pas exister du tout.

Observation VII

Marie, femme âgée de 27 ans, santé toujours bonne.... kyste hydatique...... Traitement.

28 *février*. — Application de pâte de Vienne dans un point correspondant au bord externe du muscle droit, à deux centimètres et demi, au dessous du rebord des côtes. Le 4 mars, deuxième application de caustique. Légère réaction, repos au lit.

Le 20 *avril*. — On continue les applications de caustique.

La malade qui d'abord allait assez bien, présente une altération notable dans sa santé, des frissons se montrent de temps en temps. Il y a huit jours, M. Nélaton a plongé une aiguille à cataracte, afin de juger de la distance séparant le kyste des téguments. Cette exploration, qui paraissait sans danger, a été le point de départ des accidents (dyspnée, vomissements, douleurs épigastriques, pouls très fréquent, petit, irrégulier). On diagnostique une péritonite de la surface diaphragmatique.

Vésicatoire, onctions mercurielles.

Le 23. — On fait une ponction à travers l'eschare, et elle donne issue à 2 litres 12 centilitres d'un liquide un peu louche renfermant des pellicules blanchâtres et d'une odeur très fétide.

Le 25. — La ponction n'a déterminé aucun accident, le pouls est

1. Dolbeau. *Thèse inaugurale*, 1856.

un peu moins fréquent, mais la matité remonte toujours jusqu'à la troisième côte.

Le 27. — La canule a été laissée en place, ce qui permet de faire écouler du liquide, celui-ci est plus épais, plus fétide, plus jaune que la première fois. Du reste, la voie n'est pas bien établie, la canule est trop fine et l'écoulement se fait mal. Injection de :

Eau.	120 gr.
Teinture d'iode.	50 gr.
Iodure de potassium.	2 gr.

30. — L'injection n'a pu être évacuée, la canule est sortie. Une nouvelle ponction ne donne pas issue au liquide du kyste.

3 *mai*. — La malade qui semblait mieux a été prise de nouveaux accidents, elle se plaint de douleurs à la gorge avec sécheresse extrême, elle ne peut rien avaler.

6. — L'état général est plus grave.

7. — La malade succombe sans rien présenter de remarquable.

Autopsie. — Femme un peu maigre, la peau présente une teinte jaune paille assez prononcée. La paroi abdominale est disséquée. *Dans aucun point on ne trouve d'adhérences*, il y a seulement quelques brides très faibles au niveau des piqûres. La ponction a été faite à peu près au centre de la tumeur ; la tumeur adhère à la face inférieure du diaphragme, il y a là les traces d'une péritonite ; l'épiploon qui était plissé au-devant de la tumeur a été traversé aux trois quarts.

Le foie est volumineux et s'étend jusque dans l'hypochondre gauche qu'il remplit ; la division en deux lobes existe encore ; le gauche a le volume d'un lobe droit ordinaire, le lobe droit n'existe que par en bas, en haut il est surmonté par le kyste développé dans son épaisseur, le kyste est fluctuant, renferme des gaz, car il est manifestement sonore, ce kyste remplit les deux hypochondres et l'épigastre, il refoule le diaphragme et atteint à droite la troisième côte, à gauche la quatrième.

Les parois du kyste sont épaisses d'un centimètre, et dans cette épaisseur, le tissu hépatique entre au moins pour moitié, en effet, le foie envoie une lame de son tissu, qui recouvre le kyste dans la plus grande partie de son étendue. La membrane interne du kyste est blanche, d'épaisseur variable, par place elle est doublée par des pellicules jaunâtres,qui sont des combinaisons d'iode et de matières albumineuses.

En un mot, le kyste paraît en pleine suppuration, et sa membrane interne en voie de destruction.

Le kyste renferme plus de trois litres de sérosité purulente, de plus, il y a deux hydatides de la grosseur d'une noix, deux comme des oranges, et une dont le volume égale celui d'une tête d'enfant de 12 ans. Cette dernière est si volumineuse qu'on la prend pour la membrane interne du kyste ; elle présente à sa face interne des saillies inégales. Toutes ces vésicules sont flasques ; leur tissu se déchire très facilement. L'estomac est refoulé vers la partie inférieure de l'abdomen. Les deux poumons sont sains ; emphysème sous-pleural. La cavité du péricarde est remplie de sérosité. Dans le voisinage du kyste, la dissection attentive m'a montré la présence du pus dans quelques ramifications des veines sus-hépatiques. J'ai cherché vainement des communications entre les veines et la surface interne du kyste. »

Nous voyons dans cette observation qu'au bout d'un mois il n'y avait pas d'adhérences. Nous ferons déjà remarquer que malgré de nombreuses applications de caustiques, on fut obligé de recourir aux ponctions pour soulager le malade, sans attendre l'ouverture par les caustiques. Après l'observation de Dolbeau, nous citerons celle de M. Leudet (1).

1. Leudet. *Mémoire sur le traitement des kystes hydatiques du foie. In Archives générales de médecine*, 5e série. T. XV, p. 62 et 195, 1860.

Observavion VIII

Ducy (Jules-Philippe), âgé de 36 ans, journalier, entre le 18 juillet 1857 à l'Hôtel-Dieu de Rouen.

Kyste hydatique.

Le 23 juillet. — La tumeur ne présentant aucun changement, j'applique dans le milieu de l'espace compris entre l'appendice xyphoïde et la verticale abaissée du mamelon, un fragment de potasse caustique. L'eschare du cautère est située à environ un centimètre et demi au-dessous du rebord des fausses côtes droites.

Le 24 et le 27, deux nouvelles applications de caustique sur l'eschare, préalablement desséchée et roulée; aucune modification dans l'état général ou local de la tumeur. Le 27, dans l'après-midi, je pratique dans le centre de l'eschare une ponction exploratrice avec un trois quarts capillaire de trousse ordinaire, la canule livre passage à 40 grammes environ d'une sérosité trouble, fournissant par la chaleur et l'ébullition, un coagulum albumineux. Après l'évacuation du liquide, la matité hépatique avait diminué de hauteur. Le 29, quatrième application de potasse. Dans la journée du 31, un peu de frisson coïncidant avec une douleur gravative plus marquée dans l'hypochondre droit, et avec un peu d'altération des traits. Le même malaise persistant le 1er août, je pratique sur l'eschare une ponction avec un bistouri droit, recouvert de linge jusqu'à deux centimètres de sa pointe ; après un trajet de un centimètre et demi environ, le bistouri pénètre dans le kyste, il s'écoule par l'ouverture un peu de sang, puis du liquide séro-purulent à odeur fétide. Une sonde de caoutchouc volumineuse est introduite dans la tumeur et pénètre jusqu'à 0m27 c., sans rencontrer le moindre obstacle, 500 grammes de liquide purulent s'écoulent par la fistule. Après avoir lavé le kyste plusieurs fois avec de l'eau, j'injecte, par la sonde laissée à demeure, environ 250 grammes de liquide alcoolisé au tiers ; la malade éprouve une douleur vive, cuisante, propagée à l'abdomen, prostration, sueur. Vin, frictions mercurielles sur l'abdomen. Du 2 au 5 août, l'état général devient excellent, la malade mange une demi-livre de pain.

Du liquide purulent continue à s'écouler de la fistule, il est quelquefois mélangé d'un peu de bile; des injections d'eau alcoolisée sont pratiquées sans occasionner aucune douleur. Le 5, l'orifice de la fistule se rétrécissant, j'introduis dans son intérieur un petit cylindre d'éponge préparée enduite de cérat, cette introduction se fait sans causer aucune douleur.

Dans l'après-midi j'extrais le cylindre d'éponge préparée, mais il n'a été maintenu que dans les trois quarts externes du trajet fistuleux, et je tente en vain de pousser une sonde de petit calibre dans le kyste. Deux jours après Ducy éprouve des frissons avec claquements de dents; le pouls est à 118, 120. Un stylet peu volumineux est introduit dans la tumeur hydatique et remplacé par une sonde de caoutchouc de petit calibre ; il s'écoule un tiers de litre environ de liquide trouble, purulent, à odeur fétide, puis des débris de membranes hydatiques, j'injecte ensuite dans le kyste deux cent cinquante grammes environ d'eau tiède mélangée avec un tiers d'alcool ; cette injection occasionne une douleur cuisante qui se répand dans tout le ventre. Une heure environ après l'injection, Ducy avait recouvré ses forces. A quatre heures et demie face moins altérée, pièces du pansement mouillées par un liquide qui s'écoule du kyste. Le 9 et le 10, le liquide qui sort du kyste est toujours trouble et odorant ; face de plus en plus altérée.

Le 11 août. — Mort à sept heures du soir.

Ouverture du cadavre vingt et une heures après la mort. Cerveau et membranes sains. Le poumon gauche n'offre aucune lésion, le lobe inférieur du poumon droit est comme atrophié, sans trace de pneumonie ; nous avons négligé l'insufflation.

Péricarde et cœur sains ; inflammation purulente et pseudo-membraneuse de toute l'étendue du péritoine. Tout le lobe droit du foie est occupé par une tumeur hydatique ; la substance hépatique a complètement disparu jusqu'à un pouce environ du ligament falciforme ; d'avant en arrière, la tumeur occupait toute l'épaisseur du foie, qui adhérait à toute l'étendue correspondante de la paroi thoracique et au diaphragme, dont les fibres n'étaient pas atrophiées. La tumeur était flasque et avait le volume d'une tête de fœtus à terme ; les parois étaient fibreuses et renfermaient une matière caséeuse, molle, grasse, des débris de la poche-mère hydatique, et de petits corps ovoïdes du volume d'une noisette et formés de plusieurs couches concentriques, probablement des hydatides emboîtées et atrophiées par le contact de l'alcool. A gauche de la tumeur hydatique, et complètement renfermé dans la substance du foie sans communication avec le péritoine ou avec le kyste, existait un abcès du volume d'une petite pomme, dont le pus était infiltré dans plusieurs cavités sans qu'on pût trouver de communication avec les branches de la veine-porte, des veines sus-hépatiques ou des canaux biliaires.

Le canal artificiel établi par les cautérisations était placé immédiatement au-dessous des fausses côtes droites ; son orifice externe était situé beaucoup plus bas que le bord inférieur du foie qui était remonté, par conséquent il était tiraillé dans ce sens ; ses tuniques étaient épaisses, fibreuses et parfaitement intactes jusqu'au niveau de son union avec le kyste ; là où on trouvait à sa partie la plus inférieure un petit décollement capable d'admettre une sonde de trousse ordinaire ; il suivait le bord inférieur du foie où des fausses membranes assez fermes lui constituaient un canal presque complet, et communiquait avec le péritoine à 4 centimètres environ à droite du ligament falciforme.

Tout le reste du foie était sain, à l'exception d'un petit abcès du volume d'un pois qu'on retrouvait au-dessus et à gauche du kyste dans le centre du parenchyme hépatique. La rate présentait quelques infarctus hémorrhagiques anciens. Le rein droit était plus volumineux que le gauche et présentait une dilatation du bassinet et des calices, et quelques kystes séreux sans aucune trace d'hydatides ou d'échinocoques. On trouve des tricocéphales dans le gros intestin sans trace d'aucune autre espèce d'entozoaires dans le tube digestif ou dans les muscles. »

Nous ne retiendrons pour le moment de cette observation que l'absence d'adhérences en un point, absence peut-être provoquée par les manœuvres auxquelles on s'est livré, mais qui prouve du moins que les adhérences n'étaient ni solides, ni étendues.

Voici, du reste, ce que dit M. Leudet lui-même :

« Ce qui nous fait recommander cette précaution (attendre qu'on ait atteint la surface du foie pour ponctionner avec le bistouri), c'est que les adhérences artificielles entre la surface du foie et la partie abdominale peuvent être peu étendues, et même en consultant les faits publiés dans la science ces adhérences peuvent manquer. »

Nous citerons maintenant l'autopsie suivante rapportée par M. Le Bret (1) :

Observation IX

Enfant de neuf ans... Traitement par les caustiques... Autopsie. Les anses intestinales étaient reliées ensemble par de fausses membranes baignées de pus ; d'ailleurs on ne pouvait plus retrouver de traces du liquide épanché. Le foie avait subi une augmentation remarquable de volume, surtout dans sa portion gauche ; à droite on rencontrait une cavité parfaitement en rapport avec la fistule pratiquée, et limitée en haut et en avant par la portion droite du diaphragme dans laquelle elle faisait saillie, en dehors par la paroi abdominale, y compris les cartilages et les huitième, neuvième, dixième côtes, en bas et en dedans par le parenchyme même du foie, au milieu duquel le kyste semblait s'être en partie creusé. La capacité de cette poche était environ égale au volume des deux poings du sujet, un liquide purulent et surtout coloré de matière bilieuse s'en est écoulé abondamment ; une membrane facile à détacher la tapissait et au dessous d'elle on

1. Le Bret. *Gaz. des hôpitaux*, 1849, p. 269, cité par Davaine, *loc. cit.*

voyait nettement un réseau vasculaire sur toute la surface interne. Inférieurement et en avant, presque au-dessous de la fistule, a eu lieu la rupture là où l'on aperçoit une solution de continuité à bords mousses de 2 à 3 centimètres de diamètre, là aussi où la paroi est fort mince et facile à déchirer. L'état des autres organes était sain. »

Enfin M. le Dr Roger (1) cite ce cas :

« Je me rappelle qu'étant externe de Giraldès, ce dernier fit pour un kyste hydatique du foie usage du procédé Récamier. Deux applications de caustique de Vienne furent faites à huit jours d'intervalle. Huit jours après la dernière application, on jugea que les adhérences devaient être suffisamment établies et l'on ouvrit la poche. Quelques jours après, l'enfant succombait à la suite d'une péritonite par épanchement, ainsi que le démontra l'autopsie. »

Nous n'insisterons pas, nous dirons seulement que la ponction avec un gros trocart et une sonde à demeure produit des adhérences (Voisin) (2). Nous aurions pu dans ce paragraphe citer encore une autre observation, celle de M. Gallard où la laxité des adhérences permit la production d'une hernie, nous en donnons connaissance, dans le paragraphe suivant.

Deuxième reproche. — Il n'est pas toujours facile de limiter l'inflammation développée par les applications de caustiques. Jusqu'à présent les partisans de la méthode de Récamier avaient prétendu que ce reproche était seulement du domaine théorique. Nous possédons cependant deux cas dans lesquels on peut admettre que l'action des caus-

1. Roger. *Loc. cit.*
2. Voisin. *Soc. anat.* p. 131, 1857.

tiques a déterminé une inflammation assez violente pour se propager l'une au péritoine, l'autre aux tissus environnants. La première est de M. Bucquoy (1), la deuxième de M. Gallard. Toutes les deux ont été interprétées dans ce sens par ce dernier médecin dans ses cliniques de la Pitié. Voici celle de M. Bucquoy (elle a été prise dans ses cliniques).

Observation X

Jeune homme, 25 ans, cordonnier, se présente le 12 décembre 1874 et fut admis à la salle Saint-Jean n° 24 dans notre service.

La tumeur était entièrement tendue, il y avait indication d'intervenir; une ponction capillaire faite le 19 décembre dans la partie la plus saillante de la tumeur, en même temps qu'elle prévenait la rupture partielle du kyste nous démontra l'exactitude du diagnostic et indiqua jusqu'à un certain point le degré de la maladie. Cette première ponction qui fut faite comme les autres avec l'aspirateur Dieulàfoy nous donne 2.400 grammes d'un liquide parfaitement limpide, comme de l'eau de roche, ne contenant pas d'albumine, mais dans lequel l'examen microscopique a révélé la présence d'un certain nombre de crochets d'échinocoques, c'est-à-dire le liquide classique des kystes du foie, je vous ferai remarquer, messieurs, qu'après ces ponctions je fais sur l'abdomen une compression assez forte avec de l'ouate et un bandage de corps bien serré, c'est une précaution à prendre pour éviter le accidents qui peuvent survenir à la suite de ponctions capillaires. Dans le cas présent cette compression a été établie sitôt la ponction faite, et nous n'avons eu aucun accident consécutif. Le malade au contraire accuse un grand soulagement aussitôt la ponction faite.

Mais la tumeur reprit rapidement du volume et sans attendre plus longtemps, voulant appliquer dans ce cas la méthode des ponctions répétées, une nouvelle ponction faite le 25 décembre, donne 600 gr.

1. Bucquoy. *Loc. cit.*

d'un liquide très clair mais coloré en jaune verdâtre par la matière colorante de la bile.

Pas d'accidents consécutifs, mais le liquide se reproduisit avec rapidité. Avant de subir une nouvelle ponction le 4 janvier 1875, le malade demanda à sortir pour quarante-huit heures, malgré nos recommandations, il ne revint pas le surlendemain, resta chez lui et reprit même un peu son travail.

Ce n'est qu'un mois plus tard qu'il est revenu nous trouver le 8 février et occuper depuis lors le n° 6 de la salle Saint-Jean.

Depuis le 1er janvier à la suite d'une nuit passée au bal, les douleurs étaient revenues. Il avait été obligé de s'aliter et d'essayer de calmer ses douleurs par des applications de cataplasmes.

Le matin, à la visite du 9 février nous ne trouvons pas de changements notables dans son état ; cependant il paraissait fatigué, les douleurs étaient plus vives et la gêne de la respiration plus marquée. Du 10 février au 3 mars, la ponction est renouvelée trois fois, donnant toujours un liquide coloré en jaune verdâtre, et de plus en plus trouble. Les quantités évacuées furent de 600 gr. de deux litres et de 1500 gr.

M. Prunier pharmacien de l'hôpital du Midi qui a bien voulu se charger de l'analyse du liquide y a trouvé 30/1000 d'albumine coagulable et environ un 1/1000 d'albumine non coagulable ou par albumine, des sels variés, des leucocytes en petit nombre, et un peu de matière colorante de la bile.

La reproduction si rapide et si considérable du contenu kystique nous décida à ajouter à l'action des ponctions simples celle d'une injection alcoolisée au tiers qui fut pratiquée pour la première fois le 15 mars, après évacuation des 1190 grammes de liquide que contenait le kyste. Le malade ne ressentit qu'une brûlure passagère au moment de l'injection alcoolisée et tout rentra aussitôt dans le calme. Cependant quatre jours plus tard le malade se plaignit de suffocations, de nausées, de douleurs assez vives dans l'hypochondre droit, il y eut aussi des vomissements alimentaires ; en même temps la fièvre s'allume (T. 39°,8 P. 116. R. 36). Les jours suivants le même état persiste, des frissons répétés se produisent en même temps que la tumeur devient de plus en plus tendue, et douloureuse, et à deux reprises le 24 et 31 mars, la ponction donne issue à un liquide purulent et fétide, toujours aussi abondant (1750 et 1200 gr.). En présence des caractères du liquide, et de l'état général du malade, on se décide à ouvrir largement le kyste par la méthode de Récamier. Aussitôt après la ponction le 31 mars une première application de caustique de Vienne est faite, application que l'on renouvelle presque tous les jours après excisión de l'eschare de la veille.

Durant huit jours aucun accident spécial ne se produisit, cependant le malade se plaignit de douleurs et de gonflement dans le cou-de-pied et le genou gauche, douleurs qui purent faire craindre la pyohémie.

Le 8 *avril.* — La tumeur était tellement saillante que, tant pour soulager le malade que pour prévenir la rupture du kyste, on fait à travers l'eschare une neuvième ponction qui donne 700 gr. d'un liquide très louche et notablement purulent. Quelques secondes étaient à peine écoulées que le malade est pris d'une vive douleur, d'abord limitée à l'hypochondre droit, puis s'irradiant lentement dans toute la moitié droite de l'abdomen. C'était là le début d'une péritonite suraiguë qui s'accompagnant bientôt de ballonnement et de sensibilité excessive du ventre, de petitesse et de fréquence du pouls, de vomissements porracés continuels, puis enfin de hoquets, de sueurs profuses et de muguet coïncidant avec un abaissement notable de la température dans les derniers jours (36,9) entraîna une issue fatale le 15 avril au soir, au moment où les applications de caustique allaient, comme l'autopsie ne tarda pas à le démontrer, atteindre la cavité du kyste.

L'autopsie pratiquée le 17, nous a donné les résultats suivants :

L'abdomen était énormément distendu, et offrait déjà une teinte verdâtre. A l'ouverture, on trouve les intestins distendus par des gaz et par un liquide brunâtre, le péritoine injecté dans toute son étendue et recouvert de quelques fausses membranes jaunâtres, très molles agglutinant très légèrement entre elles les masses intestinales.

Mais on ne trouve aucun épanchement dans la cavité péritonéale, fait important à relever, puisque le début si brusque de la péritonite devait faire craindre l'écoulement du contenu kystique dans la cavité séreuse. Le foie peu apparent au-dessous des fausses côtes est refoulé par la distension du gros intestin, du côté de la cavité thoracique. Son volume est cependant énorme. Tout le lobe droit est transformé en une seule poche fluctuante du poids de cinq kilogr. environ. Le lobe gauche et le lobe de Spigel seuls, conservés et augmentés de volume, paraissaient sains, quoiqu'à la coupe on constate qu'ils ont subi un certain degré de dégénérescence graisseuse. Les adhérences médiocrement serrées avec le colon transverse et le duodénum, unissent au contraire très intimement la tumeur avec la paroi abdominale dans une étendue de deux centimètres environ tout autour de l'eschare. Celle-ci intéresse déjà la paroi du kyste, qui n'aurait pas tardé à être largement ouvert dans les conditions les plus favorables. Le kyste lui-même d'aspect ovoïde, formé exclusivement aux dépens du lobe droit présente des dimensions considérables (63 centimètres de circonférence dans le sens vertical, 58 centimètres dans le sens transversal). Toute trace de tissu hépatique appartenant au lobe droit a disparu, et le kyste présente partout une paroi uniforme de 3 à 4 millimètres d'épaisseur formée par la fusion du péritoine, du tissu atrophié du foie et de la paroi même du kyste.

A l'ouverture de la poche, il s'écoule deux ou trois litres de liquide purulent, blanchâtre, il apparaît en même temps à travers l'ouverture une vaste vésicule hydatique. Immédiatement après de larges lambeaux de membrane translucide, jaunâtre, beaucoup plus mince et moins résistante que la première, s'échappent de la cavité kystique. Après l'élimination de ces membranes, il s'écoule une certaine quantité de liquide beaucoup moins purulent, verdâtre, analogue à celui extrait par quelques ponctions et qu'on peut supposer être resté contenu dans les vésicules avant leur rupture.

Ces vésicules semblaient donc intactes dans la cavité du kyste et baignaient dans le liquide purulent. A leur surface on trouvait de petites saillies formées de pus concret, et à leur intérieur de petites taches blanchâtres, qu'on pouvait supposer formées par des échinocoques ; mais l'examen microscopique a montré là une surface complètement amorphe en même temps que la stratification des couches qui forme le caractère propre des vésicules hydatiques. Il n'y a pas non plus de crochets dans le liquide, seulement des grumeaux albumineux et purulents. La surface interne du kyste tapissée par une membrane molle, grisâtre, sans plaques athéromateuses ou calcaires, est couverte d'un dépôt purulent.

La vésicule biliaire apparaît comme incrustée dans la paroi du kyste, mais sans altération et sans rupture dans sa cavité.

Du côté de la cavité thoracique nous trouvons le poumon droit fortement refoulé en haut et en avant et adhérent par des fausses membranes molles et imbibées de sérosité à la face supérieure du diaphragme. Il y a d'ailleurs un état congestif des deux poumons sans abcès métastatiques. Les articulations douloureuses pendant la vie sont saines ainsi que les organes en général. Le cerveau seul n'a pas été examiné. »

Nous ne saurions mieux faire que de citer M. Gallard (1) :

« Cette péritonite qui, l'autopsie l'a démontré, n'était pas la conséquence du passage d'une certaine quantité de pus dans le péritoine, est attribuée par M. Bucquoy à l'extension jusqu'à la séreuse de l'inflammation dont le kyste hépatique a été le point de départ, mais elle peut tout aussi bien, ce me semble, s'expliquer par l'extension de l'inflammation développée par le caustique, dont les applications ont été réitérées pendant huit jours. La preuve que cela n'est pas impossible c'est que j'ai vu dans un cas cette inflammation être le point de départ d'un abcès, lequel fort heureusement est resté limité aux couches les plus externes de la paroi abdominale, tandis que s'il s'était rapproché davantage des couches profondes, il aurait pu devenir la cause d'une péritonite semblable à celle qui a enlevé le malade

1. Gallard *loc. cit.*

de M. Bucquoy. Je ne veux pas rapporter ici tous les détails de cette observation (1) publiée ailleurs.

. . . .

J'eus recours au procédé de Récamier qui, dans ce cas, nous permit d'arriver assez rapidement jusque dans la poche car il n'y avait qu'une très mince couche de tissus à traverser, la peau était rouge, tendue, enflammée, dans le point le plus saillant de la tumeur. Il nous fallut cependant huit jours pour pénétrer jusque dans cette poche, qui s'ouvrit d'elle-même après la troisième application de caustique. Je dus trois jours plus tard agrandir l'ouverture de la plaie en faisant une incision avec le bistouri, et après en avoir extrait une membrane hydatique que nous eûmes assez de peine à faire sortir, il me fallut lutter contre la rétraction de l'orifice. Des applications réitérées de gentiane et de laminaria digitata suffirent à peine à maintenir cet orifice assez béant pour permettre le libre écoulement du pus et faciliter les lavages qui devaient être faits journellement dans la cavité kystique dont le retrait s'opérait lentement.

Mais, et c'est là le point que je voulais signaler à votre attention, dès le quinzième jour après l'ouverture du kyste nous vîmes une nouvelle tumeur apparaître à quelques centimètres au-dessous de la plaie produite par nos cautérisations. On aurait pu croire à l'apparition d'un second kyste hydatique venant proéminer au-dessous du premier.

Cependant il n'en était rien, et nous avions affaire à un phlegmon de la paroi abdominale qui suppura et qu'il fallut ouvrir à son tour.

La guérison en fut plus rapide que celle de l'abcès hépatique, et plus tard lorsque nous eûmes occasion de pratiquer l'autopsie, il nous fut facile de constater que cette inflammation était bien restée limitée comme nous l'avions pensé, aux couches superficielles de la paroi abdominale. Malgré cet accident notre malade a parfaitement guéri. Mais après sa guérison bien consolidée, alors que la poche hépatique était complètement revenue sur elle-même, et ne donnait

1. *Union médicale*, 21 janvier 1875.

plus lieu à aucun écoulement de liquide purulent ou autre, l'ouverture qui faisait communiquer cette poche à l'extérieur était depuis longtemps cicatrisée. J'ai vu se produire un phénomène qui m'a montré combien il faut savoir se méfier de la solidité des adhérences, formées sous l'influence des applications de caustiques faites d'après la méthode de Récamier. Une nouvelle tumeur venait de se former au niveau même de la cicatrice ; cette fois la tumeur n'avait ni le même aspect, ni la même consistance que précédemment. Elle était molle, indolente, sonore à la percussion, elle se laissait malaxer sous les doigts et on la faisait facilement disparaître en la refoulant en arrière de la paroi abdominale. C'était une hernie, et cette hernie s'était produite au niveau même de la cicatrice, dans le point précis où les adhérences entre le foie et la paroi abdominale auraient dû être tellement serrées, tellement intimes, que théoriquement il n'y avait pas lieu d'admettre la possibilité pour une partie quelconque du tube digestif de s'insinuer dans ce point. »

Nous n'avons rien à ajouter aux paroles de M. Gallard, c'est d'ailleurs un reproche absolument propre à la méthode de Récamier et que l'on ne peut faire aux autres procédés.

Troisième reproche. — L'étroitesse du trajet entraîne de grandes difficultés pour les pansements, amène la rétention du pus et par suite la septicémie, et peut même être cause par suite des moyens qu'on emploie pour élargir le trajet de terminaisons funestes.

Ici le même reproche a été fait à la méthode du gros trocart et de la sonde à demeure, et l'on dit que l'ouverture n'est pas assez large pour donner issue aux hydatides. Eh bien, ce reproche peut être fait bien plus justement à la méthode de Récamier et non-seulement dans la plupart des cas l'ouverture faite par les caustiques n'est pas assez large tout d'abord pour laisser passer les hydatides, mais elle se rétrécit à la manière des tissus cicatriciels de manière à empêcher les lavages faciles et la sortie des liquides. Ce résultat se comprend facilement si on considère que rien ne tend à tenir cette ouverture béante, inconvénient qui n'existe pas quand on laisse une sonde à demeure. Au rétrécissement du canal on doit ajouter sa déviation. Les parois du kyste revenant sur elles-mêmes, le foie tend à reprendre son volume normal, de là une oblicuité du trajet qui rend les injections fort difficiles. Nous avons vu plus haut à ce propos les mêmes objections faites par M. Gallard.

D'ailleurs M. Paul (Marius) (1) l'avoue : « Dans le plus grand nombre des observations, dit-il, nous voyons consigné ce fait que l'ouverture pratiquée est trop étroite et ne laisse passer que difficilement les liquides et les débris de parasites. »

Aussi les partisans de la méthode se sont-ils préoccupés d'y trouver un remède. M. Demarquay (2) notamment a fait des applications de caustiques beaucoup plus larges. C'est ainsi que sur une petite fille de cinq ans il a fait une application de caustiques de cinq centimètres.

Dans une autre observation ce cautère de cinq centimètres n'est pas suffisant, on est encore obligé de faire une incision.

Dans une troisième observation l'application est de sept centimètres dans son grand diamètre et de cinq dans son petit.

Cette cautérisation ne laisse pas que d'être un peu

1. Paul (Marius), *loc. cit.*
2. Demarquay. Cité par Paul (Marius), *loc. cit.*

effrayante, il paraît cependant que cette dernière faite dans les proportions indiquées a été suffisante.

Mais c'est dans ces cas que nous nous demandons s'il est bien possible de prévoir à l'avance jusqu'où l'inflammation peut s'étendre.

On n'a pas seulement cherché à remédier à l'étroitesse du conduit par des moyens primitifs, mais aussi par des moyens consécutifs, c'est ainsi qu'on a employé l'incision comme Récamier (1), Jobert (2), Robert (3), Demarquay (4), Simon (5), M. Gallard (6) ; c'est ainsi qu'on a employé l'éponge préparée comme M. Leudet dans le cas que nous avons cité. Je crois qu'il n'est pas utile de faire remarquer le danger des incisions, tout le monde le comprend, et le malade de M. Gallard dont nous avons rapporté l'observation aurait bien pu succomber à une péritonite par épanchement si l'opérateur avait été moins prudent.

Quant aux inconvénients de l'éponge préparée, nous les voyons dans l'observation de M. Leudet (7), qui ajoute comme réflexions : « Les accidents graves me semblent dater de l'introduction de l'éponge préparée dans le trajet

1. Récamier. Thèse de Barrier, p. 81, cité par Paul (Marius), *loc. cit.*

2. Jobert. *Gaz. des hôpitaux*, 1833, p. 388, cité par le même.

3. Robert. *Bulletin général de thérapeutique*. Paris, 1843, cité par le même.

4. Demarquay. *Gaz. des hôpitaux*, 1859, p. 82, cité par Paul (Marius), *loc. cit.*

5. Simon. *Gaz. des hôpitaux*, 1865, p. 345, cité par le même.

6. Gallard. *Loc. cit.*

7. Leudet, *loc. cit.*

fistuleux. Ce moyen m'avait réussi dans les observations précédentes, aussi n'avais-je pas hésité à y recourir dans le but de dilater la fistule, cependant je n'ai pu atteindre le but proposé, soit que le cylindre d'éponge n'ait pas été poussé dans toute l'étendue de la fistule, soit que son imbibition par les liquides et son augmentation consécutive de volume l'aient poussé au dehors. Toujours est-il que la partie externe de ce canal fut seule dilatée et que l'orifice interne demeura tellement rétréci, que je dus le jour même renoncer à l'introduction nouvelle d'une sonde, ce qui ne put avoir lieu que le lendemain. Il me semble probable que l'éponge préparée a décollé l'adhérence lâche du kyste au trajet fistuleux ; cette adhérence pouvait le céder en solidité à celle des parois du reste du canal artificiel, puisque j'avais dans ce point pratiqué une incision lors de l'ouverture du kyste. La mort du malade fut causée par une péritonite. »

M. Blachez (1) s'exprime ainsi à la suite d'une opération par la méthode Récamier qui avait amené la mort du malade.

« ..... On se contente habituellement de pénétrer dans le kyste à l'aide des caustiques seuls ou par une méthode mixte : caustique et incision.

Quoi qu'il en soit, on entre, de cette manière, en communication avec la cavité du kyste par un entonnoir fort étroit à sa partie profonde, ayant une tendance continuelle à s'oblitérer et nécessitant fréquemment la dilatation par

1. Blachez. *Traitement des kystes hydatiques*, communication faite à la Société médicale des hôpitaux dans les séances des 28 février et 26 juin 1868.

l'éponge préparée ou par tout autre moyen. Les liquides altérés que contient le kyste sont difficilement évacués, et bien que nous ayions pratiqué chez notre malade une ouverture par laquelle le doigt auriculaire pénétrait facilement, nous trouvions chaque matin des liquides infects et qui nous démontraient combien nous réussissions peu à vider complètement notre kyste et à le laver convenablement à chaque pansement. Tous les désinfectants employés en pareille circonstance ne nous donnaient que des résultats fort incomplets. « Ainsi nous voyons signalés ici les deux autres dangers de l'étroitesse du trajet la rétention des produits infects et la difficulté de faire des injections.

Les malades se trouvent ainsi exposés à tous les dangers de l'infection putride, aussi un certain nombre meurent-ils à la suite de fièvre hectique. Nous pouvons citer, à l'appui de cette opinion, les deux observations suivantes.

L'une est due à MM. Charcot et Davaine (1), l'autre à M. Mollière (2).

Voici la première :

Observation XI.

Homme de 68 ans, malade depuis huit jours, quatre applications successives de caustiques. Ouverture du kyste au bout de sept jours; trois litres de liquide avec des vésicules et des grumeaux rouges renfermant en quantité des cristaux d'hématoïdine.

1. Charcot et Davaine. Soc. de biologie, 1857, cités par Magnant, *loc. cit.*

2. Mollière. Société des sciences médicales de Lyon, juillet 1873, cité par Duclaux, *loc. cit.*

Pendant neuf jours, rejet continuel d'hydatides. État satisfaisant. Matin et soir, grands lavages avec de l'eau ; deux fois injections iodées. Après un mois et demi, l'état se mit à décliner, les forces, l'appétit diminuent, et le malade succomba. A l'autopsie, on trouva le kyste absolument purulent.

Voici la seconde :

Observation XII.

M. Mollière a perdu un malade qu'il avait opéré d'une tumeur à échinocoques par les caustiques. Malgré l'issue de quatre litres de liquide, malgré des lavages très fréquents, la poche resta très fétide et le patient succomba quelques semaines après l'ouverture.

Quatrième reproche. — Mais les causes de l'infection putride ne résident pas toutes dans l'étroitesse du trajet et la difficulté de faire pénètrer convenablement des liquides désinfectants dans la cavité kystique. Nous en trouvons encore une cause dans l'impossibilité où l'on est de mettre la poche à l'abri du contact de l'air. Nous n'insisterons pas sur l'avantage qu'on obtient de la facilité avec laquelle on arrive à ce résultat par la méthode de la sonde à demeure. Actuellement il n'est pas de chirurgien qui ne cherche à éviter aux plaies le contact de l'air. Il est vrai que l'acide phénique et les autres désinfectants corrigent en grande partie les effets pernicieux de la présence de l'air, mais il n'est pas moins certain que l'acide phénique dans les cavités n'a plus autant d'action, dans l'impossibilité où l'on est d'en maintenir continuellement en contact avec les parois. Dans l'intervalle des pansements la décomposition du pus et des débris des hydatides suit son cours en présence de l'air. Nous croyons donc de la plus grande utilité d'empêcher l'entrée de l'air, c'est ce qu'obtient M. Verneuil et ce qu'il est impossible d'espérer, quand on emploie la méthode des caustiques.

Cinquième reproche. — La méthode des caustiques est fort douloureuse, personne ne le nie, elle est même tellement douloureuse qu'on est quelquefois obligé d'y renoncer, c'est ce qui est arrivé dans un cas à M. Boinet (1) : il avait essayé chez une petite fille l'emploi des caustiques à la suite de quatre ponctions capillaires infructueuses, il fut obligé d'en cesser l'emploi devant la douleur qu'éprouvait la petite malade.

Voici ce que dit Dolbeau (2). « Il nous paraît inutile de faire souffrir des malades par des applications successives de caustiques. Nombre de fois nous avons observé un mouvement fébrile dû à ces applications successives de la pâte de Vienne ». Et il recommande la ponction avec le gros trocart.

Nous trouvons encore dans une observation de M. Paul (Marius) (3) ceci :

« Un nouveau cautère est appliqué dans le fond de la solution de continuité. Il ne se produit pas de nouveaux symptômes ; mais la malade se plaignant beaucoup de la sensation de brûlure que lui fait éprouver la pâte de Vienne, la troisième application se fait après chloroformisation. »

Et comment les douleurs ne seraient-elles pas excessive-

1. Boinet, cité par Paul (Marius), *loc. cit.*, p. 68.
2. Dolbeau *loc. cit.*
3. Paul (Marius) *loc. cit.*

ment violentes, puisque nous voyons dans la même observation qu'on fit à cette malade sept applications de caustique, et qu'avant chaque nouvelle application on incisait l'eschare et excisait les angles de la plaie.

Dans une autre observation (1) du même auteur, il y eut neuf applications de pâte de Vienne chez une enfant de neuf ans.

Il serait facile de multiplier les cas où des cautères ont été placés en nombre considérable, mais nous nous contenterons de mettre en regard de ces douleurs si vives et de si longue durée, la douleur si légère et si courte de la ponction avec un gros trocart, douleur qu'il est même facile de supprimer par des pulvérisations d'éther.

Sixième reproche. — Nous reprochons encore à ce traitement sa lenteur. Ceci n'est pas contestable, il faut en effet, nous venons de le voir, un grand nombre de cautérisations, qu'on ne peut renouveler immédiatement, car alors on pourrait provoquer une trop grande inflammation. « Cette lenteur, comme le dit M. Rendu, est une conséquence nécessaire du mode opératoire. » Il faut comme minimum dix jours pour obtenir l'ouverture, mais le plus souvent c'est pendant un mois qu'on l'attend. Il n'est certainement pas indifférent que les malades souffrent pendant si longtemps et restent dans une inquiétude bien facile à comprendre. Dans ces conditions ils ne sont plus aussi aptes à supporter la longue suppuration nécessaire à la guérison. Aussi la plupart de ceux qui emploient cette méthode sont-ils obligés de ne pas attendre l'ouverture com-

1. Paul (Marius) *loc. cit.* obs. IV.

plète par les caustiques et de hâter la perforation par un autre procédé : incision ou ponction. On voit en effet dans la statistique de M. Paul Marius (1) que sur 20 opérations, 8 seulement ont été terminées par le caustique seul.

Mais outre cela la lenteur de l'opération expose les malades à mourir avant l'ouverture du kyste, et bien souvent c'est à l'infection, résultat de la rétention trop prolongée du pus, que l'on peut attribuer la mort. Nous citerons comme exemple deux observations de M. Demarquay (2).

Observation XIII

Madame X..., âgée de 23 ans, entre le 20 avril 1872 à la maison Municipale de santé dans le service de M. Demarquay.

26 *avril.* — Ponction exploratrice pratiquée avec un gros trocart. I s'écoula deux litres et demi d'un liquide limpide, eau de roche, renfermant des crochets caractéristiques (L'examen microscopique a été fait par le Dr Nepveu). Soir, T. 37. La malade a bien supporté la ponction et son état est satisfaisant.

27 *avril.* — Douleurs abdominales vives, nausées, vomissements porracés. Néanmoins la région hydatique pas plus que l'abdomen ne sont douloureux à la palpation. T. M. : 39, P. 104. T. S. : 39,3, P. 112.

28 *avril.* — Les douleurs abdominales ont disparu, plus de nausées, ni de vomissements.

La malade se trouve relativement bien.

P. 120. T. M. : 39,6. T. S. : 40,2. P. 108.

29 *avril.* — P. 124. T. M. : 40,0. T. S. : 40,5. P. 124.

30 *avril.* — P. 120. T. M. : 39,6. T. S. : 40,5. P. 124.

1. Paul Marius *loc. cit.*
2. Demarquay, *Mouvement médical*, 1873, p. 210.

L'état continue à être en apparence satisfaisant.

1er *mai.* — P. 104. T. M. : 39,0. T. S. : 40,3. P. 112.

2 *mai.* — P. 96. T. M. : 39,1. T. S. : 40,2. P. 112.

3 *mai.* — P. 92. T. M. : 39,3. T. S. : 40,2. P. 104.

4 *mai.* — P. 88. T. M. : 39,0. T. S. : 40,0. P. 104.

5 *mai.* — P. 92. T. M. : 39,1. T. S. : 40,0. P. 104.

L'état général est à peu près le même, cependant la malade commence à s'affaiblir ; elle n'a point d'appétit et ne veut rien prendre. En respirant elle éprouve une douleur assez vive dans le côté droit de la poitrine ; toutefois la respiration est pure.

L'abdomen ne présente aucun point douloureux à la pression.

6 *mai.* — P. 88. T. M. : 38,6. T. S. : 40. P. 92.

7 *mai.* — P. 88. T. M. : 39,5. T. S. : 40,2.

8 *mai.* — P. 100. T. M. : 39. T. S. : 39,2. P. 112.

10 *mai.* — P. 96. T. M. : 39.

On pratique une incision de la peau sur la partie la plus saillante de la tumeur, et on introduit dans la plaie, une rondelle de pâte de Canquoin. T. S. : 40,2. P. 108.

11 *mai.* — P. 98. T. M. : 39,2. T. S. : 40,2. P. 112.

12 *mai.* — P. 92. T. M. : 38,8. T. S. : 39,6.

13 *mai.* — P. 104. T. M. : 39,2. T. S. : 39,5. P. 112.

La malade tousse et présente à l'auscultation quelques râles de bronchite.

14 *mai.* — P. 100. T. M. : 38,6. T. S. : 39,2. P. 104.

15 *mai.* — P. 100. T. M. : 39,1. T. S. : 39,6. P. 112.

16 *mai.* — P. 104. T. M. : 39. Deuxième application de pâte de Canquoin. T. S. : 40,2. P. 112.

17 *mai.* — P. 108. T. M. : 39,2. T. S. : 40,5. P. 128.

18 *mai.* — P. 124. T. M. : 39,6. T. S. : 40,6. P. 136.

19 *mai.* — P. 100. T. M. : 38,2. T. S. : 39,1. P. 104.

20 *mai.* — P. 116. T. M. : 38,7. Troisième application de pâte de Canquoin. T. S. : 39,6. P. 120.

21 *mai.* — P. 120. T. M. : 39,5. T. S. : 38,6. P. 116.

22 *mai.* — P. 120. T. M. : 38,8. T. S. : 39. P. 124.

Vomissements répétés, la malade est prise chaque soir de sueurs abondantes.

23 *mai.* — P. 108. T. M. : 38. Quatrième application de pâte de Canquoin. T. S. : 39. P. 120.

24 *mai.* — P. 104. T. M. : 38.0. T. S. : 39,4. P. 124.

25 *mai.* — P. 128 T. M. : 38,4. T. S : 39. P. 124. Œdème des extrémités inférieures, sueur, prostration.

Douleurs très vives dans l'hypochondre droit.

26 *mai.* — T. M. : 38. T. S. : 39. 8.

27 *mai.* — P. 128. T. M. : 39. T. S. : 39, 8. P. 128.

Les douleurs dans l'hypochondre droit sont devenues excessivement vives, la malade n'a plus un instant de repos, elle est continuellement couverte de sueurs profuses. L'émaciation et la prostration sont arrivées à leurs dernières limites.

28 *mai.* — La malade meurt brusquement à 3 heures du matin. L'autopsie a été refusée. En examinant le trajet profond creusé par les caustiques, nous constatons qu'il suffit d'une légère pression, pour détacher l'eschare et pénétrer avec le doigt dans la cavité du kyste, il s'écoula alors un flot de liquide purulent, mêlé de nombreux débris d'hydatides.

Observation XIV

Service de M. Demarquay.....

Après trois ponctions dont les dernières ont donné issue à du pus, la malade quitte l'hôpital.

Le 9 octobre 1872. — Elle revient très amaigrie et anémiée, tous les soirs elle a des sueurs abondantes, et une exacerbation fébrile très prononcée. Elle n'a point d'appétit, point de sommeil. Elle ne tousse pas et l'examen de la poitrine ne révèle aucune altération broncho-pulmonaire. Dans la région hépatique tumeur volumineuse, fluctuante empiétant vers l'épigastre, et occupant la fosse iliaque. M. Le Dentu chargé à ce moment du service, diagnostique un kyste hydatique du foie. L'état général de la malade, les sueurs nocturnes, les exacerbations fébriles, et les renseignements qui nous furent fournis sur le traitement antérieur firent présumer que les parois thoraciques étaient en voie de suppuration.

Ouverture du kyste par les caustiques. — Après avoir laissé reposer la malade pendant quelques jours, M. Le Dentu fit attaquer le kyste par le caustique de Vienne. Trois applications furent faites à des intervalles de huit, cinq, quatre jours.

Le 7 novembre 1872. — L'ouverture du kyste fut complète, on débrida légèrement l'orifice avec un bistouri boutonné, et il s'écoula immédiatement des flots de pus assez épais, ce liquide ne renfermant plus trace d'hydatides.

Matin et soir on pratique des injections de teinture d'iode et d'alcoolature d'eucalyptus dans la cavité kystique, en même temps la malade était mise aux toniques et à un régime réparateur. D'abord son état fut assez satisfaisant et la cavité kystique se rétracta considérablement dès le lendemain de l'ouverture du kyste.

Mais le 13 novembre surviennent des symptômes graves, phlegmasia alba dolens du membre inférieur droit, ténesme vésical, urines fortement chargées de pus, fièvre intense et prostration.

On supprime les injections iodées, et l'on se contente de faire des lavages fréquents avec une solution d'alcoolature d'eucalyptus, cependant la malade s'affaiblissait chaque jour davantage, et elle mourut dans le marasme le 19 novembre 1872. L'autopsie fut refusée.

Nous voyons dans la première de ces deux observations que la mort est survenue avant l'ouverture du kyste. La malade a supporté pendant dix-huit jours les applications de caustique. Combien elle aurait été soulagée, combien de souffrances elle aurait évitées, si l'on avait fait une ponction avec un gros trocart et placé une sonde à demeure. Et rien du reste ne peut nous faire supposer qu'elle n'aurait pas guéri, si le pus avait été évacué immédiatement.

Dans la deuxième observation nous pouvons faire à peu près les mêmes observations, sauf que l'ouverture eut lieu avant la mort.

Cette malade qui se présente avec tous les symptômes d'un kyste suppuré reste dix-sept jours sans être soulagée. Personne ne peut dire qu'il soit indifférent qu'un malade présentant déjà des symptômes de fièvre hectique reste dix-sept jours avec la collection purulente qui en est la cause.

Ici encore nous voyons la grande supériorité de la méthode que nous recommandons. Par sa rapidité en effet, elle évite l'anxiété au malade, le prend à un moment où il a encore la force de supporter la suppuration, et lui évite les chances de rétention du pus.

Septième reproche. — Nous finirons en faisant remarquer les nombreux changements qu'a subis la méthode de Récamier. Chaque chirurgien qui l'emploie a son procédé à lui : tantôt c'est le caustique qui change, tantôt on ne place le caustique qu'après incision préalable, tantôt on fait des incisions après l'application des cautères, tantôt on n'emploie la cautérisation qu'au commencement du traitement et on le termine par une ponction. Quelquefois même on emploie des sondes à demeure.

M. Demarquay après ses larges applications de caustique divisait avec le bistouri les eschares pour obtenir un résultat plus rapide. Il excisait même les angles de la plaie pour avoir un trajet suffisamment large, enfin il terminait souvent l'opération par une ponction et laissait une sonde à demeure. Il se servait tantôt de la pâte de Vienne, tantôt de la pâte de Canquoin.

M. Richet emploie d'abord la pâte de Vienne, puis le

chlorure de zinc ; il ponctionne d'abord avec un petit trocart pour s'assurer de la solidité des adhérences, ensuite avec un gros trocart muni d'une canule, qu'il laisse à demeure. C'est une transition avec la méthode que nous avons exposée.

Mais nous ne voyons pas l'utilité de toutes ces modifications et comme dans ces procédés le caustique est toujours employé, on peut leur faire tous les reproches que nous avons faits à l'opération primitive. Par ces méthodes mixtes on arrive à réunir les inconvénients de toutes sans en avoir les avantages.

Comme dernier reproche nous dirons que les applications de caustiques peuvent déterminer des accidents nerveux assez graves pour amener la mort c'est ce qui ressort de l'observation suivante due à M. Récamier (1).

Observation XV

Un homme, âgé de 34 ans, porte depuis dix-huit mois une tumeur à la région du foie. Cette tumeur est complètement indolente à la pression ; toutes les fonctions de l'économie s'exécutent dans l'état le plus régulier, mais la tumeur l'incommode par son volume, et l'inquiète pour l'avenir. Quelques personnes ont cru reconnaître par l'exploration ce bruit de crépitation, de collision que donnent les hydatides en les frottant les unes contre les autres ; mais cette sensation n'a pas paru assez distincte au plus grand nombre pour qu'on puisse en tirer une induction. M. Récamier a donc eu recours au

1. Récamier cité par Cruveilhier *in Dict. de chirurgie et de méd.* pratiques. art. Acéphalocystes p. 235. 1829 cité par Davaine (*loc. cit.*).

moyen d'exploration qu'il a le premier employé. Le 22 avril 1828, un trocart extrêmement délié, a été enfoncé dans la partie la plus saillante de la tumeur, il s'est échappé un liquide limpide, comme dans les cas rapportés plus haut. Le liquide ne se coagule pas par la chaleur de même que celui précédemment obtenu. Il y a donc presque certitude d'analogie, aucun accident n'a suivi la ponction ; on a attendu que la tumeur fût de nouveau distendue par la sérosité pour appliquer la potasse caustique. Cette application a été faite le 29 avril ; il paraît qu'elle a été faite trop haut ou que le caustique s'est déplacé, car son action porte sur les dernières côtes.

Ce malade a succombé vingt-cinq jours après la ponction à la suite d'accidents nerveux qualifiés de tétaniques.

Si nous comparons maintenant la méthode de la ponction avec un gros trocart et une sonde à demeure et la méthode de Récamier, nous voyons que :

1° La première donne naissance à des adhérences et que si elle n'en produit pas, on évite l'épanchement par le moyen de la canule, et que la deuxième ne produit pas toujours ces adhérences, que souvent elles sont fort lâches, et que leur absence est suivie de péritonite.

2° Dans la première l'inflammation est toujours limitée.

Dans la deuxième l'action des caustiques ne peut pas toujours être limitée à l'avance, et des accidents peuvent être la conséquence de l'extension de l'inflammation.

3° Dans la première le trajet conserve sa longueur, permet de faciles lavages, empêche par suite la septicémie.

Dans la deuxième le trajet se rétrécit, amène la rétention du pus et la septicémie, et enfin les manœuvres que l'on fait pour l'élargir peuvent amener des accidents graves.

4° La première n'est pas douloureuse.

La deuxième est toujours très douloureuse.

5° La première toujours rapide, soulage immédiatement le malade, empêche les complications qui peuvent résulter, soit de la rétention du pus, soit de la rupture du kyste.

La deuxième est toujours fort longue et laisse toutes les complications libres de se produire, de plus par sa lenteur même et par la douleur elle met le malade dans de fort mauvaises conditions pour supporter une suppuration prolongée.

6° Dans la première l'air ne peut pas pénétrer dans la cavité kystique, l'infection putride par suite de cette cause se trouve évitée.

Dans la deuxième, l'opérateur se trouve dans l'impossibilité d'obtenir ce résultat.

7° Dans la première, le manuel opératoire est simple, à la portée de tous.

Dans la seconde il est compliqué et les nombreuses modifications apportées laissent le chirurgien dans l'embarras de choisir le meilleur procédé.

Nous terminerons par quelques statistiques : M. Paul (Marius) (1) rapporte 20 cas où les caustiques furent employés 7 fois la mort est survenue sur 11 cas. M. Harley (2) a trouvé

4 morts.

4 guéris.

3 non guéris.

Hauxley (cité par MM. Desnos et H. Rendu) (3) a relevé

1. Paul (Marius). *Loc. cit.*
2. Harley. *Loc. cit.*
3. Rendu. *Loc. cit.*

en Angleterre les cas de mort par les différents procédés et il a trouvé la mortalité de :

26 pour 100 pour les kystes traités par la ponction simple.

15 pour 100 pour les ponctions capillaires répétées.

36 pour 100 pour les caustiques.

23 pour 100 pour la canule et la sonde à demeure.

Nous voyons que de beaucoup c'est le procédé de Récamier qui donne le plus de morts.

Imp. A. Derenne, Mayenne. — Paris, boulevard Saint-Michel, 52.

Imp. A. DERENNE, Mayenne. — Paris, boulev. Saint-Michel, 52.

www.ingramcontent.com/pod-product-compliance
Ingram Content Group UK Ltd.
Pitfield, Milton Keynes, MK11 3LW, UK
UKHW021553260726
13993UKWH00002B/819

9 782019 941482